DE LA

PNEUMONIE DU SOMMET

PAR

Le Dr L. SAINT-ANGE,

Interne lauréat des hôpitaux de Paris,
Ancien interne des hôpitaux de Toulouse,
Lauréat de l'école de médecine de Toulouse,
Membre de la Société clinique.

PARIS

V. ADRIEN DELAHAYE et Cie, LIBRAIRES-EDITEURS

PLACE DE L'ÉCOLE-DE-MÉDECINE

—

1878

DE LA

PNEUMONIE DU SOMMET

DE LA

PNEUMONIE DU SOMMET

PAR

Le Dr L. SAINT-ANGE,

Interne lauréat des hôpitaux de Paris,
Ancien interne des hôpitaux de Toulouse,
Lauréat de l'école de médecine de Toulouse,
Membre de la Société clinique.

PARIS

V. ADRIEN DELAHAYE et Cie, LIBRAIRES-EDITEURS

PLACE DE L'ÉCOLE-DE-MÉDECINE.

—

1878

PNEUMONIE DU SOMMET

INTRODUCTION

Lorsqu'on parcourt les nombreux ouvrages qui ont été publiés sur les maladies des organes respiratoires ou plus particulièrement sur la pneumonie, on remarque que tous les auteurs qui ont décrit l'inflammation du parenchyme pulmonaire accordent une mention spéciale à la localisation de l'inflammation dans le sommet de l'organe. Mais l'importance que ces auteurs attachent à cette localisation est loin d'être la même pour chacun d'eux. Tardis que les uns voient dans la pneumonie du sommet une véritable variété, presque une forme ayant des conditions étiologiques spéciales, des symptômes propres et surtout une gravité particulière; les autres au contraire semblent ne la signaler que pour satisfaire à l'usage ou souvent pour en contester l'individualité et le faire rentrer dans l'histoire générale de la pneumonie. D'autres enfin lui reconnaissent quelques particularités, insuffisantes toutefois pour la distraire de cette histoire. Dans ce conflit d'opinions opposées, émises et soutenues par des autorités également respectées, une longue expérience serait nécessaire pour découvrir celle qui se trouve en plus complet accord avec l'observation des faits et les enseignements de la clinique. Il nous a semblé toutefois intéressant de rechercher ces opinions, de les comparer et d'essayer d'approcher ainsi le plus près possible de la vérité.

Pendant notre internat dans le service de notre excellent maître, M. le professeur Chauffard, nous avons vu passer sous nos yeux plusieurs malades atteints de pneumonie du sommet. Ces faits pathologiques, qui n'ont pas le mérite de la rareté, nous ont cependant offert quelques particularités qui méritent d'être relevées. C'est à cette circonstance que nous devons l'idée de ce travail.

La pneumonie du sommet se développe-t-elle dans des conditions particulières, différentes de celles qui favorisent le développement des pneumonies communes? — Se manifeste-t-elle par des symptômes spéciaux ou suscite-t-elle dans l'économie des réactions anormales? — Offre-t-elle une gravité spéciale, une sorte de malignité en raison du siége qu'elle occupe ou des circonstances qui lui ont donné naissance? — Quels sont les rapports qui l'unissent à la tuberculose? Tels sont les questions principales qui se présentent à l'esprit et que nous devrons successivement aborder.

Aucune d'elles n'est nouvelle : toutes ont été signalées et résolues dans des sens différents par les pathologistes et les cliniciens depuis Laënnec. Aussi nous semble-t-il inutile de tracer l'histoire de la pneumonie du sommet, qui se confond avec celle de la pneumonie en général, et à laquelle tout le monde rattachera sans peine les noms de Laënnec, Andral, Chomel, Bouillaud, Louis, Briquet, Hourmann et Dechambre, Rilliet et Barthez, enfin Grisolle qui par son Traité de la Pneumonie a véritablement constitué les archives de cette affection.

Deux auteurs toutefois ont plus particulièrement étudié la pneumonie du sommet : le professeur Béhier et M. le professeur Peter qui, dans leurs leçons cliniques, lui ont consacré d'intéressantes pages.

CHAPITRE Ier.

ÉTIOLOGIE.

La pneumonie du sommet est moins fréquente que la pneumonie de la base. Cette tendance de l'inflammation à envahir de préférence les lobes inférieurs du parenchyme pulmonaire s'explique facilement, que l'on fasse intervenir le plus grand volume de ces lobes ou la plus facile stagnation du sang. Elle n'est pas toutefois aussi accusée que le croyait Laënnec : ce médecin illustre, préoccupé sans doute de défendre les tubercules de tout commerce avec l'inflammation, dit en effet : Les parties inférieures du poumon sont le siége qu'occupe le plus ordinairement la péripneumonie, et lorsqu'elle envahit successivement tout le poumon, c'est encore dans ce point qu'elle commence presque toujours. Il est beaucoup plus rare de rencontrer une inflammation formée au lobe supérieur du poumon (1).» Or, Andral (2) sur 88 pneumonies simples, mentionne 47 pneumonies du lobe inférieur, 30 du lobe supérieur, 11 de la totalité du poumon ; c'est-à-dire deux pneumonies du sommet pour trois pueumonies de la base.

Briquet (3) pense que les pneumonies de la base sont deux fois plus fréquentes. — Bouillaud (4) donne une proportion moins forte : 1 1|2 pour 2. — Grisolle (5) est

(1) Laennec. Traité de l'auscultation médicale, 1829.
(2) Andral. Clinique médicale, t. I, 3e édition, 1834.
(3) Briquet. Archives générales de médecine, 1840, t. IX.
(4) Bouillaud. Nosographie médicale, t. II.
(5) Grisolle. Traité pratique de la pneumonie, 2e édition, 1864.

arrivé à un résultat à peu près semblable : 3 pneumonies du sommet pour 4 pneumonies de la base.

Si nous nous en tenons à ce dernier chiffre, qui repose sur un très-grand nombre d'observations, nous voyons que la localisation de la pneumonie au sommet du poumon est fréquemment observée. Si même on tient compte du volume moindre des lobes supérieurs, on voit qu'ils paraissent à peu près aussi disposés à l'inflammation que les lobes inférieurs.

La fréquence relative de la pneumonie du sommet et de la pneumonie de la base varie-t-elle suivant les âges? Cela semble résulter des diverses statistiques. Mais il faut reconnaître que l'influence de l'âge n'est pas aussi grande que voudraient le faire admettre quelques auteurs.

Valleix (1) a prétendu par exemple, que chez l'enfant, la pneumonie du sommet se rencontrait plus fréquemment que celle de la base. Sur 16 cas, Damaschino (2) relève 12 pneumonies du sommet, 4 pneumonies de la base. De même Verliac (3) sur 63 cas a trouvé 34 pneumonies du sommet, 29 de la base.

Les statistiques plus étendues de Ziemssen (4) et de Rilliet et Barthez (5) conduisent à des résultats bien différents. Ziemssen a constaté que sur 158 pneumonies, 59 siégeaient au sommet, 99 à la base. Rilliet et Barthez, sur 105 pneumonies, notent 42 pneumonies du sommet et 63 pneumonies de la base.

(1) Valleix. Clinique des enfants nouveau-nés, 1838.

(2) Damaschino. Des différentes formes de la pneumonie chez les enfants. Thèse de Paris, 1867.

(3) Verliac. Remarques sur le diagnostic des épanchements pleurétiques, 1865.

(4) Ziemssen. Pleuritis und Pneumonie im Kindesalter. Berlin, 1862.

(5) Rilliet et Barthez. Traité des maladies de l'enfance, 2e édition.

Ainsi, sur un total de 342 pneumonies, nous trouvons 147 pneumonies du sommet et 195 pneumonies de la base, ou approximativement 2 pneumonies du sommet pour 3 pneumonies de la base.—Il semblerait donc que l'enfant fût moins prédisposé que l'adulte à la pneumonie du sommet.— Toutefois il peut bien se faire que parmi les pneumonies de la base on ait englobé des faits de broncho-pneumonie, de splénisation si fréquente chez les enfants, de sorte que nous admettrions volontiers que la pneumonie franche du sommet se présente chez l'enfant avec une fréquence sensiblement la même que chez l'adulte.

Chez le vieillard, la pneumonie du sommet est plus fréquemment observée que chez l'adulte :

Louis (1), recherchant l'âge moyen des malades atteints de pneumonie du sommet, et le comparant à l'âge moyen des malades atteints de pneumonie de la base, a trouvé pour les premiers 54 ans, pour les seconds 35 ans.

De même Durand-Fardel (2) sur 30 observations de pneumonies terminées par la mort, a trouvé que l'inflammation dans les divers lobes se répartissait ainsi :

Lobe supérieur	15
Lobes supérieur et moyen	1
Lobe inférieur	7
Lobes inférieur et moyen	2
Lobe moyen	1
Poumon entier	2
Poumon entier sauf une mince couche au sommet	1
Siége mal défini	1

(1) Louis. Recherches sur les effets de la saignée, 1835.
(2) Durand-Fardel. Traité des maladies des vieillards.

M. Charcot (1) a noté aussi, sur 21 cas de pneumonie observés à la Salpêtrière :

11 pneumonies du sommet.
8 pneumonies de la base.
2 pneumonies totales.

Ces observateurs paraissent donc s'accorder sur la grande fréquence de la pneumonie du sommet à un âge avancé.

Nous devons cependant dire que les recherches de Grisolle ne viennent pas confirmer les précédents résultats et contredisent tout particulièrement ceux qui ont été obtenus par Louis. Grisolle, en effet, a comparé lui aussi l'âge des malades atteints de pneumonie du sommet et de pneumonie de la base et il n'a trouvé qu'une différence d'une année.

Il nous semble que nous devons conclure de là que la pneumonie du sommet s'observe plus fréquemment chez le vieillard et qu'on l'y rencontre au moins aussi souvent que la pneumonie de la base.

Il serait intéressant de savoir, comme nous nous en apercevrons plus loin, si la pneumonie du sommet est plus fréquente chez la femme que chez l'homme relativement à celle de la base. Malheureusement, les auteurs ne nous apprennent rien sur ce sujet.

Une particularité très-curieuse et que rien ne pouvait, certes, faire prévoir, c'est que la fréquence relative de la pneumonie du sommet varie suivant les années. Il semble, qu'à certains moments, par suite d'une sorte de constitu-

(1) Hauregard. Etudes cliniques sur les diverses variétés de pneumonie. Thèse de Paris, 1867.

tion épidémique, l'inflammation du poumon déserte la base de l'organe pour n'affecter que le sommet.

Grisolle rapporte qu'en 1836 et 1840, plus du tiers des pneumonies qu'il a observées occupaient le sommet du poumon, tandis qu'en 1837 la proportion n'a guère été que d'un cinquième. Il lui est arrivé en particulier, pendant l'année 1840, de voir pendant plusieurs mois la plupart des pneumonies occuper le lobe supérieur.

Stokes (1) a de même plusieurs fois constaté cette tendance de la pneumonie à envahir le lobe supérieur, et il rapporte qu'un médecin américain a noté le même fait, la même année (1833), dans plusieurs villes des États-Unis.

Il serait difficile de donner une explication acceptable de cette épidémicité de la pneumonie du sommet : nous nous contenterons par suite de la signaler.

Nous n'avons pas à exposer ici les conditions étiologiques communes de la pneumonie du sommet. Il est bien évident que cette affection se développe sous des influences de même ordre que la pneumonie qui envahit la base du poumon ou le poumon tout entier, refroidissement, etc. Mais il importe d'examiner si cette localisation de l'inflammation en un point de l'organe est simplement le fait du hasard ou si elle n'est pas commandée et imposée par une disposition spéciale de l'organisme. La pneumonie du sommet peut-elle se développer également chez tous les sujets ou n'a-t-elle pas besoin d'un terrain particulier ? Ne serait-elle pas le lot des constitutions faibles, des tempéraments appauvris, des sujets normalement ou accidentellement débilités ? Cette opinion a de nombreux partisans.

La pneumonie du sommet, d'après Briquet, se développe

____

(1) Stokes. Diseases of the chest. Dublin, 1837.

surtout chez les sujets détériorés. D'après Grisolle, Niemeyer (1), elle appartient aux personnes âgées et aux
sujets cachectiques. C'est un produit de la cachexie, dit
M. le professeur Peter (2) qui, dans une remarquable
leçon, apporte à l'appui de cette idée de nombreuses preu-
ves empruntées à l'anatomie, à l'expérimentation et à la
clinique.

Il semble au premier abord bien singulier qu'un organe,
dont toutes les parties servent à la même fonction, ont le
même rôle à remplir, présentent histologiquement la même
texture, qu'un organe en un mot, si homogène de par
l'anatomie et la physiologie, perde cette homogénéité devant la maladie. Comment comprendre que telle lésion se
localise de préférence dans une partie de l'organe, et at-
teigne les autres si rarement? Et cependant, rien n'est
malheureusement plus facile que de constater cette inéga-
lité pathologique des diverses régions du poumon. Une
loi presque fatale, veut que dans la tuberculose, le sommet
soit d'abord et seul frappé. Pourquoi ce triste privilége?
Il nous semble intéressant de le rechercher, et ce qui nous
y pousse, c'est que les mêmes raisons qui l'expliquent ou
qui tentent de l'expliquer, doivent servir à expliquer aussi
les conditions étiologiques propres attribuées à la pneumonie du sommet. La pneumonie du sommet, si elle est
le lot des cachectiques, le doit être de la même manière que la phthisie ; et de fait, il n'est pas douteux que
les titres généalogiques de la pneumonie du sommet
n'aient été d'abord fondés sur l'analogie.

C'est dans l'inactivité fonctionnelle des sommets des

(1) Niemeyer. Traité de pathologie interne.
(2) Peter. Leçons de clinique médicale, 1877.

poumons que l'on a voulu surtout trouver la cause de leur disposition spéciale à l'infiltration tuberculeuse. Le poumon, organe de basse structure histologique en raison des fonctions purement physiques dont il est chargé (Peter) ne pouvait prétendre à une grande vitalité, comme tous les organes dont le tissu cellulaire fait tous les frais. De là, une fâcheuse tendance à l'inflammation et aussi à l'envahissement d'une néoplasie pauvre et misérable, le tubercule. Mais dans cet organe si mal pourvu, une partie est plus exposée encore, c'est le sommet qui fonctionne peu et, par suite, a une vitalité plus obscure, une nutrition plus imparfaite.

Le fonctionnement incomplet du sommet est donc la cause de sa déchéance. Mais pourquoi le sommet n'a-t-il ainsi qu'un rôle secondaire ?

Rindfleisch pense que le poids des épaules, dans la station verticale, gêne l'extension des sommets pulmonaires.

La disposition de la cage thoracique expliquerait aussi, d'après quelques auteurs, le défaut d'expansion des sommets; en effet, les côtes étant d'autant plus petites et d'autant moins mobiles qu'elles sont plus élevées, l'ampliation du poumon doit être beaucoup moindre au sommet qu'à la base. Si le fait anatomique invoqué était incontestable, ce serait là un argument très-sérieux. Or, il est vrai que Haller (1) a nié la mobilité de la première côte, mais il n'a examiné que des animaux ou des hommes chez lesquels le type respiratoire costo-supérieur n'existe pas. Au contraire Magendie (2) se fondant sur l'état de l'articulation costo-vertébrale de la première côte qui n'a qu'une seule facette

---

(1) Haller. Elementa physiologiæ, t. III.
(2) Magendie. Précis élémentaire de physiologie, t. II.

vertébrale, et pour laquelle il n'existe pas de ligament costo-vertébral, a soutenu que la première côte était la plus mobile de toutes. Bouvier (1) a soutenu la même proposition et elle est en effet exacte ainsi que le fait remarquer Longet (2) chez les sujets qui ont, comme la femme, le type respiratoire costo-supérieur.

De plus, Beau et Maissiat (3) ont montré que, chez ces mêmes sujets, les espaces intercostaux supérieurs sln proportionnellement bien plus grands que les espaces inférieurs.

Il semble donc que, au moins dans certaines conditions physiologiques, la disposition de la cage thoracique soit plus favorable que contraire à l'expansion des sommets.

La disposition des canaux bronchiques qui apportent l'air au sommet du poumon, n'est-elle pas défavorable à sa libre pénétration ? Tandis qu'en effet, l'air pénètre facilement dans les lobes inférieurs en suivant les canaux descendants qui se continuent avec la trachée ou se ramifient sous de faibles incidences, il doit, pour arriver dans les lobes supérieurs, suivre des canaux ascendants qui modifient brusquement sa direction et diminuent sa vitesse.

Si à l'exemple de M. le professeur Peter, on ouvre la cage thoracique d'un lapin et qu'on insuffle par la trachée son appareil respiratoire, on voit le déplissement du poumon s'effectuer peu à peu, progressivement de la base au sommet. Toujours il est maximum à la base, et pour dilater complètement les lobules du sommet, l'insufflation doit

<hr>

(1) Bouvier. Recherches d'anatomie et de physiologie. Thèse 1823.
(2) Longet. Traité de physiologie, t. I.
(3) Beau et Maissiat. Recherches sur le mécanisme des mouvements respiratoires, Archives de médecine, t. XV, 1842.

être assez énergique pour produire l'emphysème dans les lobules de la base.

Enfin, l'air froid qui arrive dans le lobule du poumon ne doit-il pas arriver plus facilement dans les lobes inférieurs où il est attiré par la pesanteur, que dans les lobes supérieurs vers lesquels l'air plus chaud du poumon doit s'élever?

Ces raisons sont évidemment fondées. Il nous semble toutefois que l'aspiration qu'exerce sur l'air le poumon qui se dilate, grâce au jeu de la cage thoracique, doit facilement surmonter ces obstacles. Devant cette force puissante, toutes les parties du poumon se trouvent placées dans des conditions sensiblement égales, et chez la femme qui a le type respiratoire costo-supérieur, il se pourrait même que les lobes supérieurs fussent un peu favorisés. C'est aussi cette force qui, ne pouvant être remplacée dans l'expérience de l'insufflation, rend les faits moins probants, les conclusions moins certaines.

La pathologie nous apporte-t-elle quelque preuve de l'incomplet fonctionnement des sommets ? Il semble que si le fait est vrai, les sommets des poumons doivent se trouver dans des conditions exceptionnellement favorables en face d'une affection qui consiste dans la distension exagérée des vésicules, l'emphysème. Or, l'emphysème s'observe très-souvent aux sommets, on peut l'y rencontrer à son plus haut degré. Ce fait pourrait donc servir d'argument à qui tenterait la réhabilitation des sommets ; mais nous sommes bien loin de nous abuser sur sa valeur.

Un argument plus sérieux et qui montre que la route de l'air vers les sommets n'est guère semée d'obstacles, nous est fourni encore par la pathologie.

On sait que chez les sujets exposés à respirer certaines

poussières, la poussière de charbon, par exemple, le poumon finit par s'imprégner de ces poussières qui pénètrent les parois des alvéoles, des bronches, etc., et déterminent autour d'elles une inflammation spéciale. C'est là l'anthracose. Or, on a remarqué que les parties du poumon qui étaient le plus profondément altérées étaient les lobes supérieurs : c'est dans ces lobes que la coloration noire est la plus intense, la sclérose la plus complète. Comment expliquer ce puissant appel des molécules de charbon vers les lobes supérieurs, si ces lobes n'ont qu'un rôle incomplet, qu'une part minime à l'expansion du poumon ? Ne trouvons-nous pas au contraire, dans cette expérience naturelle, la preuve évidente que les lobules du sommet ne sont pas de simples lobules auxiliaires ou de renfort ?

L'auscultation ne nous paraît pas en état de trancher la question. Bien des conditions modifient l'intensité du murmure vésiculaire dans les différents points du thorax : nous signalerons en particulier l'épaisseur plus ou moins grande des parois thoraciques et aussi l'épaisseur de la masse de parenchyme pulmonaire sous-jacent. C'est ainsi que ce murmure respiratoire est très-fort dans les régions antérieures et supérieures de la poitrine, de même que dans les régions postérieures et inférieures (Barth et Roger) (1).

Il nous semble par suite que la théorie qui fait du fonctionnement incomplet du sommet du poumon la cause de la prédisposition à l'infiltration tuberculeuse n'a pas encore répondu à toutes les objections qu'elle soulève. Les conséquences qu'elle en tire. la stagnation de l'air chargé d'acide carbonique, l'hématose imparfaite, la nutrition

(1) Barth et Roger. Traité pratique d'auscultation.
Saint-Ange.

moins active, la vitalité moins grande, ne s'imposent pas dès lors avec une assez grande évidence pour être admises sans réserves, et elles attendent une démonstration plus complète.

Une remarque d'ailleurs se présente naturellement à l'esprit. La femme nous le savons, en raison des fonctions auxquelles elle a été destinée par la nature, met dans l'acte de la respiration plus particulièrement en jeu, la moitié supérieure de la cage thoracique : c'est là ce qu'on appelle le type respiratoire costo-supérieur. Or si chez elle les lobes supérieurs prennent une part plus active et même prépondérante à la respiration, comment se fait-il que ces lobes n'acquièrent pas une vitalité suffisante pour échapper à l'envahissement des tubercules? Comment se fait-il au contraire que tous les observateurs depuis Louis, aient signalé chez la femme une grande disposition à la phthisie? Il y a là un sérieux sujet de réflexion pour les médecins qui recommandent aux tuberculeux ou à ceux qui sont menacés de le devenir, de souffler dans des instruments à vent et d'exagérer ainsi le fonctionnement de leurs poumons.

Au contraire, chez les emphysémateux, le poumon distendu outre mesure est au-dessous de sa tâche, il ne peut qu'avec peine se dilater et revenir sur lui-même. Il est comme immobilisé dans la cage thoracique. L'air stagne dans les alvéoles qui ont perdu leur élasticité; il se charge d'acide carbonique. Les capillaires qui n'ont pas disparu, contiennent un sang d'une dépuration difficile et incomplète. Il semble voir là réunies toutes les conditions capables d'abaisser la vitalité et la résistance de l'organe et de le livrer par suite à la phthisie. Et cependant, s'il est un fait bien démontré, c'est la rareté de la phthisie chez les emphysémateux.

Que l'on invoque comme M. le professeur G. Sée (1) précisément ce défaut de vitalité, ou comme MM. Gueneau de Mussy (2) et Pidoux (3) l'incompatibilité qui existerait entre la tuberculose et l'arthritis, d'où dérive l'emphysème, peu importe : l'emphysème, bien loin de favoriser la phthisie, en préserve le poumon qu'il atteint.

Quelle est donc la cause qui appelle tout d'abord dans le sommet du poumon les granulations tuberculeuses? Nous n'attachons pas une grande valeur à l'explication de Rindfleisch, qui pense la trouver dans l'anémie relative de cette région. — Le sang selon lui se porte de préférence, en vertu de la pesanteur, vers les parties déclives. C'est faire bon marché de l'action du ventricule droit, fort bien secondé cette fois par la direction des branches de l'artère pulmonaire. — Il nous semble que jusqu'ici la véritable raison est encore à trouver : nous sommes bien fondé à admettre que le sommet du poumon n'a pas des conditions d'existence semblables à celles du reste de l'organe ; mais nous ne pouvons préciser la nature et la cause de cette infériorité.

Revenons maintenant à notre sujet, dont cette digression un peu longue nous a écarté, et voyons si la pneumonie du sommet présente quelques analogies, au point de vue étiologique avec la tuberculose, si elle est en un mot, comme elle, un fréquent effet des cachexies.

Constatons d'abord une première différence entre la

(1) G. Sée. Dict. pratique, art. Asthme.
(2) Gueneau de Mussy. Arch. de médecine, nov. 1864.
(3) Pidoux. Etudes sur la phthisie, 1874.

pneumonie et la phthisie. La pneumonie franche est loin d'être l'apanage des organismes débilités; ce n'est pas un accident des cachexies comme ces broncho-pneumonies qui bien souvent diffèrent à peine des congestions, et qui, si l'on nous passe cette expression, frappent presque toujours à terre : elle semble demander une certaine résistance à la maladie. — Hippocrate avait déjà noté que les sujets robustes étaient plus souvent affectés de pneumonie que les autres. Grisolle, sur 304 sujets atteints de pneumonie, en a trouvé 222 de constitution forte ou moyenne, 82 de constitution chétive. — De même chez les enfants, la pneumonie lobaire d'après Rilliet et Barthez, se développe chez des sujets robustes quoiqu'elle n'épargne pas toujours les sujets faibles et débilités, et on ne peut pas admettre absolument avec Gorez (1), que la maladie survienne souvent sans autre cause appréciable que l'état de faiblesse.

Sans doute la pneumonie se développe volontiers chez les vieillards et les enfants, naturellement moins capables de résistance aux influences extérieures. Chez eux, le refroidissement est facile : car ils ne peuvent à un moment donné, fournir assez de chaleur pour rétablir l'équilibre rompu, et même au coin du feu, où l'adulte frissonne parfois, la pneumonie les saisit; mais elle ne choisit pas parmi eux les plus faibles, et les plus vigoureux lui paient un tribut presque égal.

C'est une opinion peut-être exagérée que celle qui fait de la pneumonie une simple inflammation du poumon,

____

(1) Gorez. Quelques particularités de la pneumonie chez les enfants. Thèse 1873.

appelée dans cet organe par des particularités de texture. Il y a déjà longtemps qu'on a voulu voir dans cette affection une maladie générale (Huxham, Hoffmann), avec localisation particulière dans le poumon, une maladie dans laquelle les lésions du poumon seraient l'équivalent des lésions intestinales de la fièvre typhoïde, des lésions cutanées de l'érysipèle. Si l'on compare en effet la pneumonie avec les autres maladies *a frigore*, la pleurésie, la bronchite, etc., on remarque bientôt quelles différences l'en séparent. La pleurésie, la bronchite, on a pu les produire artificiellement, on a pu les créer de toutes pièces par le traumatisme, les agents irritants, etc. La pneumonie franche fibrineuse n'a jamais été provoquée expérimentalement : le traumatisme, les liquides caustiques, la section des nerfs récurrents ou des nerfs vagues, n'ont jamais produit que des broncho-pneumonies; de même qu'appliqués sur la peau des agents de même ordre ont produit des dermites, des inflammations communes, mais non l'érysipèle.

De même que dans l'érysipèle, les phénomènes locaux de la pneumonie ne sont pas en harmonie constante avec les phénomènes généraux : ici, une fièvre vive avec une pneumonie limitée; là, une fièvre modérée avec une pneumonie étendue. Au début, de la fièvre précédant les lésions; plus tard, des lésions survivant à la fièvre.

Dans la pneumonie encore, la marche est typique, régulière, comme celle d'une maladie infectieuse, d'une fièvre éruptive. Le frisson précède l'inflammation au lieu de la suivre et de marquer le moment de la suppuration comme dans les phlegmasies.— Une courbe graphique figure presque l'histoire et l'évolution de la maladie (Bernheim) (1).

(1) Bernheim. Revue médicale de l'Est, 1877.

— Une crise rapide survient à jour fixe, — et de même qu'au début le malade non encore pneumonique éprouvait un état général de courbature et de malaise, souffrait de partout (Grasset) (1), de même à la fin, quoique pneumonique encore, il ressent un bien-être complet, prélude certain de la guérison.

Nous pourrions pousser plus loin la comparaison entre la pneumonie et les maladies générales; nous trouverions encore des analogies profondes au point de vue de l'extension et de la marche des lésions locales, des formes diverses (Bonnemaison), des formes abortives (Bernheim), etc. Mais ce n'est pas là notre but : il nous suffit d'avoir rappelé des idées déjà anciennes mais qui semblent aujourd'hui rajeunies, et trouvent des défenseurs jusque dans l'école allemande si esclave pourtant des lésions anatomiques (2). Il nous paraissait utile de les invoquer, parce qu'elles permettent de donner à la pneumonie sa véritable place et qu'elles tendent à en faire une affection spécifique, dans certaines limites indépendantes de l'état de l'organisme qu'elle frappe. De même que la variole, l'érysipèle, etc., bien qu'ils semblent parfois comme appelés par l'état pathologique des sujets, n'en sont pas cependant la résultante, de même la pneumonie n'est pas un produit de la débilité ou de la cachexie, qui accidentellement ont pu en favoriser le développement (3).

Nous ne pensons pas qu'il en soit autrement pour la pneumonie du sommet. L'importance de la localisation de l'affection générale pneumonique nous semble primée de

(1) Grasset. Montpellier médical, 1876.

(2) Jurgensen. Traité de pathologie interne de Ziemssen, art. Pneumonie. — Cohnheim. Traité de pathologie génerale.

(3) Voir Hallopeau. Revue d'Hayem, t. XII, 1878.

beaucoup par l'affection générale elle-même. Nous reconnaissons toutefois volontiers que cette localisation dans quelques cas est en rapport assez étroit avec les conditions vitales du sujet. Il est assez naturel d'admettre que chez des individus débilités, la pneumonie se fixe sur la portion du poumon que la pathologie nous montre la plus faible. C'est ainsi que nous pouvons nous rendre compte de la fréquence de la pneumonie du sommet chez les vieillards. Mais les exceptions sont nombreuses, trop nombreuses pour qu'il nous soit possible d'élever ces faits au rang de loi pathologique.

Nous trouvons d'ailleurs peu de renseignements dans les auteurs, au sujet de la fréquence de la pneumonie du sommet dans les diverses maladies chroniques, les états cachectiques, etc. D'après M. Lecorché (1), la pneumonie chez les diabétiques, se rencontrerait à la base lorsqu'elle est primitive, au sommet, lorsqu'elle est consécutive aux tubercules. — Chez les malades atteints de néphrite parenchymateuse, elle se rencontrerait généralement à la base.

Dans les maladies qui nécessitent un décubitus prolongé, l'influence de ce décubitus semble prépondérante dans la localisation de la pneumonie. — Denis, par exemple, rapporte qu'en 1828, dans le service de Breschet, il a vu des enfants, qui par un préjugé des infirmières étaient constamment couchés sur le côté droit, atteints presque exclusivement de pneumonies droites (10 pneumonies droites pour une pneumonie gauche). — On prescrivit aux infir-

---

(1) Lecorché. Traité des maladies des reins et des altérations pathologiques de l'urine, 1875. — Traité du diabète, 1877.

mières de les coucher sur le côté gauche et les pneumonies gauches devinrent aussitôt aussi fréquentes qu'elles étaient rares auparavant. — Grisolle rapporte le fait très-curieux d'un malade qui fut atteint d'eschare pendant la convalescence d'une fièvre typhoïde. Ce malade dès lors réduit au décubitus sur le ventre ou sur le côté gauche, fut emporté par une pneumonie double qui atteignit les lobes antérieurs des deux poumons, surtout à gauche.

Ces faits quoique ne se rapportant pas tous sans doute à des pneumonies franches, mettent cependant en relief un élément important de la localisation de la pneumonie et semblent diminuer beaucoup l'importance des états cachectiques dans l'étiologie de la pneumonie du sommet.

L'*alcoolisme* est-il une cause fréquente de la pneumonie du sommet? Il est assez difficile d'obtenir des renseignements précis à cet égard. Souvent le terme alcoolisme est appliqué un peu légèrement, et la mention : excès alcooliques, qui figure dans les observations, est bien insuffisante pour affirmer toujours l'alcoolisme du sujet. — Toutefois, il est généralement admis, que la pneumonie siége souvent au sommet chez les alcooliques. M. le professeur Peter voit là un cas particulier de l'influence des cachexies, l'alcoolisme amenant la déchéance rapide des fonctions et une sorte de sénilité prématurée. — Sur 12 cas de pneumonie alcoolique, M. Lancereaux (1) a trouvé 7 pneumonies du sommet. — Sur 14 observations de pneumonies du sommet, Behier (2) mentionne deux fois les habitudes alcooliques des sujets. — Dans les 11 observations que

(1) Lancereaux. Dictionnaire encyclopédique, art. Alcoolisme.
(2 Béhier. Clinique médicale de la Pitié, 1864.

nous avons recueillies, ces habitudes ont été notées une fois.

Stokes (1) insiste, au contraire, beaucoup sur une variété de pneumonie survenant chez des ivrognes affectés de *delirium tremens* et qui communément attaque le poumon gauche, particulièrement dans sa partie inférieure.

On voit que la question n'est pas encore complètement tranchée et qu'elle nécessite de nouvelles investigations.

Quelle est l'influence des lésions chroniques du poumon sur le développement de la pneumonie du sommet?

Il serait curieux de savoir si l'*emphysème* qui siége si souvent au sommet des poumons, et par suite en diminue la vitalité, y favorise. le développement de la pneumonie. Les documents nous font défaut à cet égard. — Dujol (2) dit que la pneumonie chez les emphysémateux, quel que soit leur âge, siége le plus souvent à la base; il n'a pas observé de pneumonie du sommet. Cependant, Béhier en cite une observation (p. 225). Il s'agit d'une pneumonie des deux sommets, chez un alcoolique, qui se termina par la mort. L'autopsie fit découvrir en outre des tubercules, ce qui complique le cas.

Il était facile de prévoir que la *tuberculose* devait être une cause puissante de la pneumonie du sommet. On sait le rôle important que joue la pneumonie ou plutôt la broncho-pneumonie dans l'évolution des tubercules : ces faits ne rentrent pas dans notre sujet. Nous devons nous demander si, une pneumonie franche se développant chez

(1) Stokes. Loc. cit.
(2) Dujol. De la pneumonie chez les emphysémateux. Thèse de Paris, 1876.

un tuberculeux, elle siégera de préférence au sommet. La réponse, doit, ce nous semble, être affirmative.

Louis (1), il est vrai, dit qu'il n'y a le plus souvent aucun rapport entre le siége des lésions pulmonaires et la pneumonie. Sur 18 malades observés par lui, la pneumonie occupait le plus souvent le lobe inférieur. — Les tubercules agissent donc, dit-il, autrement que par action mécanique. Andral cite à cet égard un cas curieux de pneumonie chez un tuberculeux : tout le poumon qui était le moins malade fut pris, l'autre qui présentait des excavations resta indemne.

Briquet est d'un avis absolument opposé : il pense que les pneumonies du sommet sont plus particulièrement liées à l'existence de tubercules pulmonaires et que le refroidissement en est une cause exceptionnelle. — Sur 13 pneumonies du sommet, 4 fois seulement le refroidissement a été senti. Sur 50 autres pneumonies, 19 fois il y a eu refroidissement appréciable.

Grisolle proteste contre l'opinion de Briquet. Sur 60 pneumonies du sommet, 43 reconnaissaient évidemment pour cause l'action du froid, proportion plus forte que pour les pneumonies de la base. — D'un autre côté, il pense, contrairement à Louis, que chez un tuberculeux, la pneumonie est généralement une pneumonie du sommet. Il a vu 10 individus présentant depuis longtemps des signes rationnels ou physiques de tuberculeux, atteints de pneumonie. La pneumonie a dans tous les cas envahi le sommet des poumons.

(1) Louis. Recherches anatomo-pathologiques sur la phthisie, 1825.

Hauregard a réuni 11 observations de tuberculeux atteints de pneumonie franche. La pneumonie siégeait :

7 fois au sommet.
1 fois à la base.
3 fois à la partie moyenne.

Sur les 14 malades de Béhier 2 étaient tuberculeux ; quelques-uns toussaient habituellement, mais ne présentaient pas de signes physiques.

Dans nos observations nous trouvons un tuberculeux : quelques-uns avaient une constitution délicate, ils s'enrhumaient facilement, mais ne pouvaient être dits tuberculeux.

En résumé, la tuberculose prédispose à la pneumonie du sommet. Toutefois elle n'en est qu'une cause exceptionnelle ; un tuberculeux peut avoir une pneumonie ailleurs qu'au sommet, mais plus rarement. Nous ajouterions volontiers que chez un sujet délicat, sujet aux bronchites, mais sans signes positifs de tuberculose, une pneumonie du sommet doit éveiller quelques soupçons et inspirer des craintes pour l'avenir.

Un dernier point nous reste à examiner. De quel côté siége le plus souvent la pneumonie du sommet?

On sait que les pneumonies du côté droit sont en général beaucoup plus communes que celles du côté gauche, Grisolle donne la proportion 11-6. — On a invoqué pour se rendre compte de cette particularité : Le décubitus sur le côté droit qui est le plus commun et dont l'action est en effet indiscutable dans les pneumonies secondaires. — Les mouvements plus actifs du bras droit. — L'activité fonctionnelle plus grande qui résulte du plus grand volume de l'artère pulmonaire droite (Lombard). — Le plus grand volume et la plus grande capacité du poumon droit (Grisolle). Mais une explication absolument satisfaisante est encore à trouver.

Quoi qu'il en soit, cette différence est bien plus marquée encore pour les sommets. La pneumonie du sommet droit est d'après Grisolle deux fois et demie plus fréquente que celle du sommet gauche, et cette proportion semble encore trop faible.

Barth, sur 19 pneumonies du sommet, a trouvé 18 pneumonies droites, 1 pneumonie gauche. Briquet, sur 18 pneumonies, 14 pneumonies droites, 4 pneumonies gauches. Rilliet et Barthez, sur 42 pneumonies, 38 pneumonies droites et 4 pneumonies gauches. Béhier sur 14, 10 pneumonies droites, 3 pneumonies gauches, 1 pneumonie double.

Nos observations comprennent 10 pneumonies du sommet droit, 1 pneumonie du sommet gauche.

Quelle est la cause de cette singulière prédilection de la pneumonie pour le sommet droit? Elle est aussi obscure que celle qui fait que le côté droit est deux fois plus souvent atteint que le côté gauche. Et cependant, pouvons-nous invoquer ici la moindre vitalité du sommet droit? Evidemment non, puisque nous savons que l'air pénètre plus facilement dans le poumon droit et que le murmure respiratoire est plus intense à son sommet; puisque nous savons que le sommet gauche semble plus disposé à l'infiltration tuberculeuse qui l'envahit si souvent le premier et parfois presque seul. Nous trouvons là entre le tubercule et la pneumonie une opposition frappante : la raison nous en échappe complètement et il nous suffit de l'avoir signalée.

CHAPITRE II.

Nous n'avons pas à faire ici l'étude complète des symptômes de la pneumonie du sommet : les particularités qu'elle présente à ce point de vue sont bien peu nombreuses et nous aurons plutôt à montrer que, contrairement à l'opinion de certains auteurs, cette variété rentre complètement dans la description ordinaire de la pneumonie. Cette conclusion ressortira des faits que nous allons exposer.

Le *début* de la pneumonie du sommet est habituellement franc et son moment précis facile à noter. C'est ce qui résulte de la lecture des observations de Béhier et de nos observations propres.

Le frisson initial existe et est parfois très-intense ; tantôt il est unique, violent, tantôt répété et prolongé : dans un cas, il a duré douze heures.

Le *point de côté* est presque constant ; souvent il est violent et exagère la dyspnée. Dans certaines conditions spéciales, chez les sujets dont la sensibilité est émoussée par la vieillesse ou l'ivrognerie, il peut se faire, comme le fait remarquer M. le professeur Peter, qu'il soit à peine perçu.

Le siége du point de côté n'a pas offert de particularité spéciale. Presque toujours nous le retrouvons au-dessous du mamelon comme dans les autres pneumonies. Ce défaut de concordance entre le siége de la pneumonie et celui de la douleur a été mentionné par tous les observateurs. C'est ainsi que Grisolle dit que dans les deux tiers des cas, la douleur siégeait ailleurs qu'au point du poumon lésé. — Quelle en est la raison? On a invoqué pour expliquer cette fixité de la douleur, et sa localisation presque constante au-dessous du mamelon, la mobilité plus grande de la 7ᵉ côte. Mais depuis longtemps Magendie et Bouvier ont montré que cette proposition était inexacte et que chez la femme les côtes supérieures jouissaient de mouvements très-étendus (Grisolle).

Une fois cependant, dans une observation de Béhier (p. 196), on a noté l'existence du point douloureux au sommet de la poitrine; il s'agissait dans ce cas d'une femme de 30 ans arrivée au quatrième mois de sa grossesse, chez laquelle par conséquent les côtes supérieures devaient jouir d'une mobilité toute spéciale.

Jamais nous ne trouvons signalées d'irradiations douloureuses dans l'épaule ou dans le bras, dont rendrait parfaitement compte la distribution des filets des trois premiers nerfs intercostaux. Un de nos malades a accusé des sensations bizarres, fourmillements, etc., dans le bras du côté malade.

Par contre, nous venons de voir une femme atteinte de pneumonie chez laquelle la douleur avant de se fixer au-dessous du mamelon avait été ressentie à l'épaule. Tout le poumon était envahi, sauf le sommet.

La *dyspnée* devrait être moins marquée dans la pneumonie du sommet, s'il était vrai que le sommet n'a qu'un rôle accessoire, accidentel dans la respiration. Or, les opinions des auteurs sont à cet égard des plus dissemblables.

Le professeur Bouillaud dit que la dyspnée est plus accusée dans la pneumonie du sommet que dans celle de la base. — Andral est du même avis. — Hourmann et Dechambre (1) ont remarqué que la dyspnée extrême, dans leurs observations, coïncidait le plus souvent avec une pneumonie du sommet, surtout du côté gauche.

Sur 8 malades qui n'éprouvaient point de dyspnée, M. Durand-Fardel a constaté cinq fois une pneumonie du lobe supérieur.

Grisolle examinant à ce point de vue 44 cas de pneumonie dont 22 siégeaient au lobe supérieur, 22 à la base, n'a pas trouvé de différence sensible. Chez 12 malades qui moururent de pneumonie de la base ou du sommet, la dyspnée fut moins intense dans les pneumonies du sommet que dans celles de la base. Grisolle ajoute que les pneumonies de la base semblent d'ailleurs devoir produire, *a priori*, plus de troubles que celles du sommet, en raison de l'étendue plus grande des lésions.

Dans bon nombre d'observations de Béhier, on trouve signalée une dyspnée vive, parfois une grande anxiété. Il en est de même dans celle que nous rapportons.

Nous nous croyons autorisé à conclure que le siége de la pneumonie ne paraît pas exercer d'influence sur la dyspnée.

La *toux* n'est pas plus rare dans la pneumonie du sommet, nous l'y trouvons parfois fréquente, pénible, quinteuse. Grisolle rapporte que le malade qui éprouva la toux la plus incommode avait une pneumonie limitée à une petite étendue de la fosse scapulaire.

L'*expectoration* serait pour quelques auteurs nulle ou peu

(1) Hourmann et Dechambre. Archives génér, de médecine, t. X et XII.

abondante, ordinairement peu franche, diffluente ou jus de pruneaux. Le professeur Bouillaud attribue l'absence fréquente d'expectoration au peu de prise que les mouve-- ments et les secousses de la toux auraient sur le sommet du poumon.

Mais Grisolle fait remarquer que les mucosités conte- nues dans le sommet doivent être entraînées par la pesan- teur ; il ajoute, et c'est là un argument de plus de valeur, que toute secousse doit agir sur la masse du poumon tout entière. Il a d'ailleurs noté l'absence d'expectoration chez 14 malades : sur ces 14 malades, il y avait 5 pneumo- nies de la base, 2 de la partie moyenne, 7 du sommet.

M. Durand-Fardel, sur 17 pneumonies sans expectora- tion, a noté 8 pneumonies du lobe supérieur.

Chez les 14 malades de Béhier, l'expectoration rouillée, citron, abricot est signalée 9 fois, les crachats jus de ré- glisse 1 fois, l'absence d'expectoration ou de crachats rouillés est formellement mentionnée 2 fois. Dans nos 11 observations, les crachats rouillés ont existé 8 fois. 3 fois l'expectoration n'a pas présenté de caractère parti- culier.

L'expectoration caractéristique semble donc faire un peu plus souvent défaut dans les pneumonies du sommet ; mais ce fait n'est pas absolument démontré.

Les *signes physiques*, dans la pneumonie du sommet, nous offrent quelques particularités intéressantes.

Une voussure de la région sous-claviculaire a été quel- quefois signalée. Grisolle rapporte l'observation d'un homme de 60 ans non emphysénateux, affecté d'une pneu- monie du sommet droit avec signes surtout accusés en avant. Il existait chez cet homme une légère voussure de la cage thoracique entre la première côte et le mamelon.

Les jours suivants, la voussure augmenta et le creux sous-claviculaire s'effaça. Le malade n'avait pas de pleurésie comme le montra l'autopsie. — Chez un autre malade âgé de 24 ans, atteint de pneumonie du sommet droit, les dépressions sus et sous-claviculaires qui étaient très-marquées à gauche, étaient effacées à droite. La saillie anormale diminua peu à peu à mesure que s'effectuait la résolution de la pneumonie.

La percussion présente des difficultés particulières. On sait que chez les sujets fortement musclés, elle donne à l'état normal un son mat ou presque mat dans les fosses sus et sous-épineuses ; aussi est-il indispensable, comme d'ailleurs dans bien d'autres cas, de comparer à cet égard les résultats de la percussion de l'un et l'autre côté : telle modification assez légère sera ainsi plus facilement appréciable. Souvent il arrive que par la percussion comparative des deux fosses sus-épineuses, l'oreille ne saisit aucune différence de son, tandis que les doigts perçoivent nettement du côté malade une sensation de dureté et de plus grande résistance.

Assez fréquemment on sera surpris de constater en même temps que la matité des fosses épineuses, une résonnance exagérée de la région sous-claviculaire. Le fait inverse est plus rarement observé (Woillez) (1). Signalé par Hudson, Graves, Williams, le bruit skodique ou tympanisme sous-claviculaire de la pneumonie est loin d'être rare, en l'absence même de pleurésie, mais il est plus commun dans les pneumonies du sommet que dans les pneumonies (Woillez). Il se trouve mentionné dans une de nos observations.

(1) Woillez. Traité des maladies aiguës des voies respiratoires, 1873.

Quelquefois la résonnance exagérée est le seul phénomène appréciable par la percussion au début de la pneumonie : plus tard, il fait place à la matité, mais pour
reparaître parfois à la période de résolution. Woillez qui
insiste sur ces faits de tympanisme les explique par la congestion qui précède, accompagne ou suit l'hépatisation pulmonaire.

L'auscultation nous permet de suivre avec précision le
processus inflammatoire. Affaiblissement du murmure
respiratoire, plus rarement, respiration puérile, souffle
tubaire, crépitation, râles crépitants de retour et râles
sous-crépitants se succèdent comme dans toute pneumonie.
L'étendue, le siége de ces phénomènes physiques offrent
naturellement de grandes variétés ; tantôt perçus dans
toute l'étendue des fosses épineuses, ils sont parfois limités
à la fosse sus-épineuse, parfois aussi à l'aisselle où ils pas-
sent facilement inaperçus si on ne les recherche pas, de là
le précepte judicieux que donne M. le professeur Peter
d'ausculter toujours cette région lorsqu'on soupçonne une
pneumonie latente. Une de nos observations montre bien
l'utilité de ce précepte. — Rarement ils existent isolés à la
partie antérieure du thorax, et lorsqu'on les y retrouve, ils
sont d'ordinaire plus évidents, plus accentués à la partie
postérieure, si bien que des observateurs tels que Louis et
Barth et Roger pensent que toute pneumonie limitée à la
région sous-claviculaire est nécessairement tuberculeuse.

Dans la pneumonie du sommet comme dans les autres,
mais peut-être plus fréquemment, le souffle s'entend parfois d'emblée sans crépitation préalable au moins perceptible. Rilliet et Barthez signalent l'application plus tardive
de la respiration bronchique.

Cette apparition tardive des signes physiques se trouve

mentionnée dans deux observations de Béhier : Dans la première, une femme au 4ᵉ mois de sa grossesse est prise subitement de frisson, de douleur vive au sommet de la poitrine, d'anxiété, de toux fréquente, quinteuse, sans expectoration caractéristique. Elle entre trois jours après à l'hôpital : on ne constate d'abord que de la matité au sommet droit ; ce n'est que cinq jours après son entrée que le souffle tubaire est entendu. — Dans la seconde, une femme sans frisson ni douleur vive se plaint d'une dyspnée d'ailleurs légère, elle a de la fièvre et ne crache pas. La respiration est un peu rude au sommet gauche, le diagnostic reste quelques jours incertain, et l'on finit pas percevoir du souffle lointain et de la bronchophonie : une de nos observations (obs. IX) peut être rapprochée de ces deux faits.

On trouverait facilement des faits analogues dans les autres pneumonies. Il n'est même pas rare de voir des pneumonies s'annoncer par les signes rationnels les plus évidents, frisson, point de côté, crachats rouillés, et rester pendant tout leur cours inaccessibles à l'auscultation.

Nous n'insisterons pas sur les autres signes présentés par l'auscultation de la voix, de la toux, etc., qui se retrouvent ici avec toute leur valeur diagnostique.

Les *battements du cœur* sont-ils plus facilement transmis ou propagés par le sommet hépatisé ? Il y aurait là un élément de diagnostic applicable aux pneumonies profondes qui ne se révèlent pas par les autres signes physiques. Malheureusement les résultats obtenus ont été trop variables pour qu'il soit permis d'accepter à cet égard l'opinion de Laënnec.

Grisolle, dans un cas de pneumonie du sommet droit, a observé le *pouls veineux* dans la veine jugulaire du côté correspondant : ce phénomène disparut lorsque la pneumonie entra en résolution.—Déjà Bouillaud avait signalé un fait analogue : la veine jugulaire droite était gonflée et avait acquis le volume d'une plume. L'absence de détails ne permet pas de se prononcer sur la nature de ces faits : il s'agissait sans doute moins d'un véritable pouls veineux que d'une stase veineuse due à la compression du vaisseau par le sommet hépatisé et tuméfié du poumon.

Les *phénomènes généraux* qui traduisent les modifications imprimées à l'organisme par la lésion pulmonaire ou par la fièvre pneumonique semblent avoir une physionomie un peu spéciale, qu'ils doivent aux conditions étiologiques. Nous avons vu en effet que la pneumonie chez les sujets débilités affectait assez fréquemment le sommet du poumon : de là une tendance un peu plus grande à l'adynamie, à la prostration avec facies typhoïde, langue sèche et fuligineuse, etc. C'est ainsi que Grissolle a noté que les deux tiers des pneumonies adynamiques occupaient le lobe supérieur. Dans les observations de Béhier, la forme adynamique est mentionnée deux fois. Deux de nos observations ont également trait à des pneumonies adynamiques. Nous sommes toutefois loin de penser que l'adynamie soit un attribut de la pneumonie du sommet, et nous n'y voyons qu'une forme anormale, qu'une complication exceptionnelle.

Les caractères du pouls, sa fréquence, sa force, l'élévation de la température, ne nous offrent aucune particularité.

La *rougeur des pommettes* a paru à M. Bouillaud plus prononcée dans la pneumonie du sommet. Rilliet et Barthez n'ont pas remarqué ce fait. Grisolle a constaté que sur 12 malades qui présentaient à un haut degré la rougeur

des pommettes, 3 avaient des pneumonies du sommet.
Faudrait-il voir là un effet de voisinage du ganglion cer-
vical inférieur?

Le *délire* est-il plus fréquent dans les pneumonies du
sommet ? Le délire dans la pneumonie reconnaît plusieurs
causes, et dans cette affection comme dans beaucoup
d'autres maladies aiguës on pourrait en distinguer plusieurs variétés : Le délire nerveux, fébrile, commençant
d'habitude le premier ou le second jour, peu violent et qui
n'a d'autre cause que l'excitabilité des sujets chez lesquels
le moindre mouvement fébrile le fait éclater. Le professeur Béhier cite l'exemple d'une dame qui délirait pour un
potage mal digéré ou pour la plus légère indisposition.

Le délire alcoolique, rarement typhoïde, le plus souvent
actif, bavard et gai.

Le délire adynamique, tardif, caractérisé par des hallu-
cinations sans énergie, sans couleur, des conceptions lentes
et lourdes et qui appartient aux formes ataxiques, adynamiques et à la pneumonie suppurée (Béhier).

Le délire par méningite qui s'accompagne d'autres accidents spéciaux, hyperesthésies, contractures, etc. Cette variété est loin d'être rare, si on s'en rapporte aux recherches
de Grisolle qui a constaté 8 fois des lésions de méninges
sur 27 eas de délire.

Or, on comprendrait difficilement que le délire nerveux
fût plus fréquent dans la pneumonie du sommet que dans
les autres pneumonies ; car suivant l'expression de M. le
professeur Peter, il n'y a pas de relation mystique entre
le sommet du poumon et le cerveau. Il en est de même
pour le délire méningitique. Au contraire, s'il est vrai que
la pneumonie du sommet survient plus souvent chez les
sujets alcooliques et chez les sujets débilités, il est natu-

rel de penser que le délire alcoolique et le délire adynamique y sont plus fréquemment observés. C'est en effet
l'opinion que soutient M. le professeur Bouillaud : tous
les auteurs sont loin de l'accepter sans conteste.

Andral, sur 15 malades atteints de délire pneumonique,
en a trouvé 7 chez lesquels le lobe supérieur n'était pas
affecté.

Briquet a observé du délire chez 12 malades : dans 2 cas
il s'agissait d'une pneumonie du sommet.

Grisolle a observé le délire dans 1/8 des cas de pneumonie. Dans un tiers de ces cas, la pneumonie siégeait au
sommet ; aussi le siége de la pneumonie a-t-il pour lui peu
d'influence.

M. Durand-Fardel a noté le délire chez les vieillards
dans 1/6 des cas (11 fois sur 60). Dans ces 11 cas on avait
affaire à une

Pneumonie du lobe supérieur	5	fois
Pneumonie des lobes supérieur et inférieur.	1	—
Pneumonie du lobe moyen . . :	1	—
Pneumonie totale.	3	—
Pneumonie du bord postérieur	1	—

Il a noté 5 fois de l'assoupissement.

Pneumonie du lobe supérieur	4	fois
Pneumonie du lobe inférieur.	1	—

Et 3 fois des accidents apoplectiformes.

Pneumonie du lobe supérieur	1	fois
Pneumonie du lobe inférieur.	2	—

En somme, dit-il, le délire ne paraît pas appartenir à la pneumonie du sommet aussi souvent qu'on l'a dit.

Béhier croit que le délire n'est pas plus fréquent dans la pneumonie du sommet, sur 19 pneumonies du sommet, le délire a existé 4 fois : dans deux de ces cas, les sujets étaient alcooliques, dans le troisième, la maladie se compliqua d'érysipèle ; dans le dernier, on trouva des altérations des plaques de Peyer.

Nous ne trouvons le délire mentionné que deux fois dans nos observations : encore s'agissait-il d'un délire léger.

Ainsi les résultats de l'observation ne semblent pas confimer ceux de l'induction ; ils tendraient, par suite, à jeter quelques doutes sur les données étiologiques généralement admises.

L'*ictère* n'est pas rare dans la pneumonie du sommet, soit qu'il existe seul, soit qu'il se trouve associé à d'autres symptômes dans ce qu'on appelle l'état bilieux.

Nous n'insisterons pas sur les pneumonies avec état bilieux dites pneumonies bilieuses (Stoll), dans lesquelles l'ictère s'accompagne d'une céphalalgie spéciale, d'une odeur fétide de la bouche, d'un enduit jaunâtre de la langue, etc.

Les pneumonies bilieuses sont souvent des pneumonies du sommet. Sur 10 pneumonies bilieuses, Grisolle a constaté 6 pneumonies du sommet et 4 pneumonies de la base.

L'ictère vrai a été observé aussi souvent par Grisolle dans les pneumonies du sommet que dans les pneumonies de la base. D'après Monneret (1), il serait plus commun

______

(1) Monneret. Traité de pathologie interne, 1864, t. I.

dans les premières. Béhier ne l'a observé qu'une fois. Il est mentionné 4 fois dans nos observations.

La fréquence de l'ictère dans les pneumonies du sommet montre bien que l'on ne doit pas invoquer pour expliquer ce symptôme une congestion, une irritation sécrétoire à distance, une hépatite de voisinage (Bouillaud). D'ailleurs, dans bon nombre de cas, ce n'est pas à un ictère biliphérique que l'on a affaire, mais bien à l'ictère hémaphéique de M. le professeur Gubler. Souvent, en effet, les réactifs ne peuvent déceler dans l'urine l'existence du pigment biliaire, et nous trouvons, en particulier, dans la thèse de notre ami M. Dreyfus-Brisac, une observation de pneumonie du sommet droit avec ictère hémaphéique (1).

(1) Dreyfus-Brisac. De l'ictère hémaphéique. Thèse de Paris, 1878.

CHAPITRE III.

DIAGNOSTIC.

La pneumonie du sommet nous a offert si peu de particularités au point de vue des symptômes, qu'il semble
inutile de consacrer un chapitre spécial à son diagnostic.
Comme toutes les autres pneumonies, elle se reconnaît en
général facilement. Le début brusque par un frisson violent, la dyspnée, le point de côté, l'expectoration caractéristique, le râle crépitant, le souffle tubaire, se retrouvent
et laissent rarement place à l'hésitation du clinicien. Ce
n'est que dans des cas exceptionnels qu'un début moins
accusé, l'absence de crépitation ou de crachats rouillés, le
peu d'intensité du souffle peuvent faire songer à une pleurésie; ou que l'absence de l'expectoration, jointe à l'in-
suffisance des signes physiques, l'oblige de suspendre son
diagnostic. Et nous ne voyons pas de raison suffisante
pour penser que la pneumonie du sommet soit plus souvent latente que celle de la base.

Mais l'apparition de signes anormaux d'induration ou
de congestion au sommet du poumon éveille toujours dans
l'esprit du médecin un sentiment de défiance, et il se dé-
fend difficilement de l'idée que les accidents qu'il observe
sont un produit, une manifestation plus ou moins éloignée
de la tuberculose. Il est donc uile de rechercher quelles

circonstances peuvent dissiper ses doutes ou, au contraire, les confirmer.

Si l'on se bornait à l'examen des signes physiques que présente le malade, on pourrait certainement se laisser souvent induire en erreur. En effet, la matité se rencontre également dans la tuberculose et dans la pneumonie. Le râle crépitant de la pneumonie ressemble beaucoup au craquement fin, au râle cavernuleux qui signale le début du ramollissement des tubercules : ce dernier est toutefois plus gros, moins régulier et moins nombreux ; il persiste longtemps avec ses caractères, tandis que le râle crépitant fait bientôt place, soit à du souffle, si la pneumonie arrive à sa seconde période, soit à des râles sous-crépitants si elle s'arrête à la première. Le souffle tubaire a quelque ressemblance avec la respiration bronchique due à l'induration tuberculeuse ou avec la respiration caverneuse qui signale les excavations : il est toutefois plus sec, plus métallique et plus transitoire que la respiration bronchique, moins profond que la seconde qui s'accompagne souvent en outre de râles caverneux, de gargouillements que réveillent particulièrement les secousses de la toux (Grisolle).

Mais l'examen des antécédents, du mode de début de la maladie. des symptômes généraux, sera bien autrement utile. D'un côté nous retrouverons un état déjà ancien de débilitation et de fatigue, des sueurs nocturnes, l'absence d'accidents insolites survenus rapidement, des frissons légers et fréquents, une toux assez facile, une dyspnée modérée et progressive, une expectoration muco-purulente parfois striée de sang, une fièvre comme latente. De l'autre, au contraire, le malade est frappé en pleine santé, subitement. Un frisson brusque, violent, une toux pénible, une douleur de côté, une dyspnée qui arrive parfois à l'anxiété

la plus vive, des crachats rouillés, visqueux, non dif-
fluents, enfin une fièvre vive qui jette le malade dans un
état de malaise et d'abattement, tels sont les signes que
l'observateur exercé peut, pour ainsi dire, saisir d'un regard. Enfin, tandis que les deux côtés présentent chez le
premier des signes anormaux, chez le second, ils sont
absolument limités au côté que la douleur désigne à
l'exploration.

Nous avons envisagé les deux types extrêmes ; voyons
s'ils se retrouvent toujours. Deux cas peuvent se présenter,
qu'il est utile de connaître.

Un sujet depuis un certain temps atteint de tubercules
peut, sous une influence banale, être pris de fièvre, de
frissons, de malaise général, d'abattement. Il arrive dans
un service d'hôpital : On recherche la cause de cet état
fébrile. On découvre alors, à l'un des sommets, de la matité, un souffle assez fort et quelques râles sous-crépitants.
L'autre sommet n'offre rien de particulier. Si l'on s'en tient
à cet examen, on diagnostique une pneumonie du sommet.
Il n'existe, il est vrai, ni crachats rouillés, ni point de
côté, et la dyspnée n'est pas bien vive : mais ces signes
manquent quelquefois. Cependant, la fièvre tombe deux
ou trois jours après ; le souffle et la matité persistent sans
modification ; on s'en étonne et l'on apprend alors que
depuis quelques mois le malade a maigri, a perdu une
partie de ses forces, qu'il a des sueurs la nuit, et qu'à
deux ou trois reprises, il a craché un peu de sang. La
pneumonie n'était qu'une fièvre éphémère qui a eu les
honneurs d'une vigoureuse médication.

Semblable fait peut se produire chez un tuberculeux
plus avancé, et dont le sommet présente déjà une excavation ; assurément, l'erreur est ici bien plus difficile : l'état

général, les lésions déjà évidentes du côté opposé permettent de l'éviter. Pour montrer qu'elle est possible, il nous suffira de rappeler une observation du professeur Béhier. Une femme de 66 ans, qui toussait habituellement, est prise presque subitement de frissons, de douleurs de reins, de malaise; elle rend quelques crachats sanguinolents; elle vomit et a de la diarrhée; elle est très-abattue; son pouls est petit, fréquent, à 144 : on constate au sommet gauche du souffle tubaire et de la bronchophonie. On porte le diagnostic de pneumonie au deuxième degré. La malade meurt, et à l'autopsie on ne découvre d'autre lésion qu'une vaste caverne du sommet gauche, probablement très-ancienne, car il n'existait nulle part de granulations tuberculeuses. (Clinique, p. 323.)

Un tuberculeux n'est pas à l'abri d'une pneumonie du sommet, il y est, au contraire, prédisposé. Si l'on s'en tient aux phénomènes actuels, on s'expose à faire un diagnostic incomplet. Peut-on reconnaître la double lésion? Peut-on, en un mot, reconnaître qu'une pneumonie du sommet est compliquée de tubercules?

Assurément, cela sera possible dans la plupart des cas, si l'on interroge et si l'on examine attentivement le sujet, comme l'on s'y trouve nécessairement conduit en présence d'une pneumonie du sommet. On apprendra alors que le malade souffrait depuis longtemps, avait de la dyspnée, toussait et crachait parfois du sang, avait des sueurs nocturnes. Souvent aussi, on aura une preuve plus certaine et plus indépendante de l'observation parfois incomplète du sujet dans la présence des signes physiques de la tuberculose du côté opposé à la pneumonie.

Mais les antécédents peuvent être insuffisants; la tuberculose peut avoir épargné un des poumons. Peut-on alors, en désespoir de cause, trouver dans les signes physiques un élément de diagnostic?

. Louis dit que la pneumonie qui siége à la partie antérieure et supérieure des poumons et dont on ne trouve pas de trace en arrière est tuberculeuse; il pense que, dans des cas obscurs, le siége de la pneumonie peut conduire au diagnostic d'une affection tuberculeuse méconnue jusqu'alors.

Barth et Roger expriment la même opinion; ils établissent comme un principe d'auscultation que, si le râle crépitant est entendu au sommet de la poitrine exclusivement en avant et s'il coïncide avec des symptômes fébriles, on doit soupçonner l'existence d'une pneumonie tuberculeuse. Ils se fondent sur ce fait que l'inflammation du lobe supérieur du poumon envahit habituellement la moitié postérieure beaucoup plus tôt que la moitié antérieure et que les signes y sont toujours plus accusés.

Grisolle, tout en reconnaissant le fait invoqué par MM. Barth et Roger, ne pense pas qu'il puisse justifier l'opinion trop absolue qu'ils ont émise.

Nous rapportons une observation très-intéressante qui montre la difficulté du diagnostic dans certains cas. Il s'agissait d'un jeune homme de 22 ans, habituellement bien portant et ne se disant malade que depuis quatre ou cinq jours : il avait un aspect typhoïde très-accusé; il toussait et rendait quelques crachats sans caractère particulier; nous constatâmes au sommet droit de la matité, un souffle très-fort à timbre caverneux avec quelques râles sous-crépitants; à gauche, il existait de la submatité et un léger souffle assez limité. La température était modérément élevée et se maintenait au voisinage de 39°. Les phénomènes généraux s'amendèrent peu à peu, l'abattement devint moindre, la dyspnée disparut et, au bout de dix jours, la température redevenait normale ; mais les signes locaux ne parurent pas se modifier parallèlement, et, un mois après la défervescence, le souffle persistait encore en même temps que le malade prenait le facies du tuberculeux. Certainement, ici, bien des signes firent défaut : point de côté, frissons violents, crachats rouillés ; la fièvre ne fut jamais bien vive. D'un autre côté, l'absence des antécédents pouvait faire croire à une maladie aiguë, et ce ne fut que la suite des événements qui permit de se rendre un compte exact des faits observés. (Observation X.)

Parmi les formes si variables de la *phthisie aiguë*, il en est une qui présente de grandes analogies avec la pneumonie franche du sommet. Le début peut être brusque, la maladie éclater au milieu de la santé en apparence la plus parfaite ; on peut constater un frisson initial intense ; la peau est chaude, la face injectée, le pouls fréquent, jusqu'à 120 ; quelquefois il existe un point de côté ; la toux est fréquente, quinteuse, quelquefois incessante et généralement très-pénible ; les crachats sont plus ou moins teintés par le sang ; l'oppression est considérable. A l'un des sommets, quelquefois des deux côtés, il existe de la matité, du râle crépitant ou sous-crépitant, ou du souffle tubaire. Une observation de MM. Hérard et Cornil (1) montre réunis quelques-uns des traits de ce tableau :

Un jeune homme de 25 ans toussait depuis six mois et avait eu une hémoptysie ; il a une seconde hémoptysie, perd connaissance et est pris aussitôt de fièvre. Deux jours après, on le transporte à l'hôpital. La fièvre est

____

(1) Hérard et Cornil. De la phthisie pulmonaire, 1867.

intense, la peau chaude, la face injectée, le pouls fréquent,
1 à 20. Il n'accuse pas de point de côté, mais une gêne
notable à la partie antérieure de la poitrine, la toux est
vive, l'oppression très-marquée, les crachats sont jaune-
verdâtres, opaques, mélangés de sang pur, mais non
rouillés.

A l'exploration du thorax, on constate, du côté gauche,
un son obscur au-dessous de la clavicule ; en arrière, la
submatité est très-évidente dans la moitié supérieure. Il
existe des râles sous-crépitants sous la clavicule, des râles
sous-crépitants, fins en arrière dans la moitié supérieure.
Retentissement de la voix et de la toux. A droite, la respiration est rude et soufflante dans toute l'étendue du poumon en avant et en arrière, mais on ne distingue pas de
bruit anormal.

Les jours suivants, les accidents s'aggravent, la matité
est de plus en plus prononcée en arrière et à gauche ; les
râles sous-crépitants s'étendent au lobe inférieur. Souffle
tubaire très-net dans la moitié supérieure et postérieure
gauche avec bronchophonie et augmentation des vibrations thoraciques. Une épistaxis et un peu de délire noc-
turne.

Le malade meurt subitement le quatrième jour.

A l'autopsie, on constate une multitude de granulations
dans les deux poumons. Seulement à droite, le poumon
était resté sain ou à peine congestionné autour des granulations, tandis qu'à gauche il était fortement engoué dans
la moitié inférieure et complètement hépatisé dans la
moitié supérieure (page 223).

Ce fait ne mérite peut-être pas d'être qualifié de phthisie
aiguë à forme pneumonique ; on sera plutôt disposé à y
voir, avec MM. Hérard et Cornil, une phthisie granuleuse

avec pneumonie. Il est cependant naturel de penser que le développement des granulations a été, en grande partie, contemporain de l'évolution du processus pneumonique.

Dans la grande majorité des cas, d'ailleurs, ce n'est pas à une forme de pneumonie franche, mais à de la broncho-pneumonie que l'on a affaire. On constate de l'obscurité de son plutôt que de la matité absolue ; dans les régions voisines, la sonorité est exagérée; on entend des râles crépitants disséminés, un souffle fugace qui ressemble plutôt à la respiration soufflante et qui est limité; les signes sont enfin très-variables, très-mobiles d'un moment à l'autre et dans diverses régions.

Dans les cas exceptionnels où les symptômes sont limités, où la matité est franche, le souffle intense, il faudra avoir égard aux antécédents du malade qui tousse depuis un certain temps, a eu des hémoptysies (tout en se rappelant que la pneumonie peut exister chez un tuber-culeux), à l'absence de frisson violent, de point de côté. Il n'existe pas de crachats rouillés, au contraire, le malade rend du sang pur en plaques ou en stries au milieu de crachats blanchâtres ou jaune-verdâtres. C'est là un symptôme de premier ordre que MM. Hérard et Cornil ont toujours rencontré et qui parfois, comme dans l'observations que nous leur avons empruntée, ouvre la scène. La dyspnée est excessive et souvent peu en rapport avec les symptômes locaux observés, ce qui tient à ce que les granulations, les pneumonies lobulaires échappent à l'auscultation.

La rate est parfois tuméfiée comme dans la plupart des formes de phthisie aiguë (Hérard et Cornil, Mairet (1).

(1) Mairet. Des formes cliniques de la tuberculisation miliaire du poumon. Thèse de concours. Paris, 1878.

—Les symptômes adynamiques sont fréquents : prostration, fuliginosités, diarrhée et phénomènes cérébraux, mais ils n'ont rien de caractéristique puisqu'on peut les rencontrer dans la pneumonie. —Le ballonnement du ventre, les taches rosées, les sudamina ont, au contraire, une réelle valeur, comme, d'ailleurs, tous les phénomènes cérébraux ou abdominaux qui peuvent faire croire à une généralisation des granulations dans les méninges ou le péritoine. —Enfin, il ne faut pas négliger de se rendre compte de l'état du poumon opposé, qui peut bien souvent dissiper les incertitudes.

La réunion de quelques-uns de ces signes chez le malade que nous avons observé nous avait fait craindre d'abord d'être en présence d'une phthisie aiguë ; la suite démentit nos prévisions et nous montra qu'il s'agissait seulement d'une pneumonie adynamique chez un tuberculeux. Du reste, nous rappellerons encore que la présence des signes d'une pneumonie franche et limitée ne doit pas laisser de place, en général, à l'hypothèse d'une tuberculisation aiguë. Il en est certainement de même pour les vieillards, chez lesquels cette affection se rencontre quelquefois en l'absence de tuberculisation antérieure (Moureton en a réuni 14 observations provenant pour la plupart de la Salpêtrière) (1). On conçoit combien, dans ces cas, l'absence fréquente d'expectoration, de frisson, de point de côté, l'adynamie habituelle pourrait rendre le diagnostic hésitant.

La *phthisie galopante* débute quelquefois par des accidents semblables à ceux de la pneumonie, ce qui n'a pas

(1) Moureton. Etudes sur la tuberculisation des vieillards Thèse de Paris, 1863.

Saint-Ange.   4

lieu de nous surprendre si on songe au rôle considérable
que prennent les lésions pneumoniques (pneumonie caséeuse) dans l'évolution de cette forme de tuberculose. C'est
alors ordinairement au sommet des poumons que les signes
physiques sont d'abord appréciables. MM. Hérard et Cornil nous donnent encore une observation très-curieuse à
cet égard (page 467). Une malade de 19 ans, habituellement
de bonne santé, non sujette aux bronchites, sans antécédents tuberculeux, étant un jour en sueur, boit de l'eau de
puits très-froide ; subitement elle ressent un frisson suivi
d'une fièvre ardente; presque en même temps apparaissent de la toux sans expectoration, de l'oppression, une
douleur à la base de la poitrine, surtout marquée au creux
épigastrique ; elle éprouve de l'inappétence, une soif vive,
un sentiment de courbature générale, tout le cortége, en
un mot, des symptômes qui annoncent le début d'une
affection thoracique aiguë, pneumonie ou pleurésie.

Elle entre à l'hôpital deux mois après le début des accidents. — On constate l'existence d'une excavation dans le
sommet gauche, avec ramollissement tuberculeux dans
toute l'étendue du poumon : le sommet droit présentait
aussi quelques signes de ramollissement; la malade mou-
rut un mois après, et l'on put assister à l'extension des
lésions et les vérifier par l'autopsie. (Il existait des granulations tuberculeuses.)

Bien que la marche clinique de la maladie ait échappé
en grande partie à l'observation, il y a lieu de croire que
chez cette malade, les accidents débutèrent par des phénomènes pneumoniques localisés au sommet et de nature à
dérouter pendant les premiers jours le diagnostic. Au
reste, on se rend très-bien compte de cette difficulté : dans
la phthisie galopante en effet, contrairement à la phthisie

aiguë, les lésions sont habituellement d'abord localisées au sommet, et s'accompagnent d'un état général qui se rapporte plutôt à une phlegmasie thoracique franche, qu'à une maladie infectieuse, de sorte que si les accidents débutent brusquement, l'erreur est presque inévitable ; l'idée de la pneumonie se présente naturellement à l'esprit, jusqu'à ce que l'on voie les accidents s'aggraver et les signes de ramollissement apparaître. La présence de sang dans les crachats, l'existence d'une hémoptysie antérieure l'affaiblissement rapide avec amaigrissement, pourraient dans ces cas être de quelque utilité pour reconnaître ou au moins soupçonner la tuberculisation.

La difficulté se présente plus grande encore chez les vieillards. Chez eux, la pneumonie ne s'accompagne pas toujours de signes physiques bien prononcés ou de symptômes généraux bien bruyants. Aussi la phthisie galopante reste-t-elle quelquefois méconnue, et Durand-Fardel cite des observations où l'autopsie seule a démontré qu'il s'agissait de cette affection plutôt que d'une pneumonie.

Nous n'avons pas à examiner si la pneumonie franche ne peut pas être confondue avec la pneumonie caséeuse. En effet, les travaux de MM. Grancher (1) et Charcot (2), ont suffisamment établi que l'histoire de la pneumonie caséeuse se confond cliniquement et anatomiquement avec celle de la phthisie galopante dont nous venons de nous occuper.

Le diagnostic de la pneumonie du sommet et de la *pleu-résie* ne nous offre aucune considération spéciale. Nous devons toutefois mentionner ici une observation due à

(1) Grancher. De l'unité de la phthisie. Thèse de Paris, 1873, Archives de physiologie, 1878.

(2) Charcot. Cours de la Faculté.

M. Woillez. Lorsqu'il existe un épanchement pleurétique qui refoule le poumon vers le sommet de la poitrine, on constate dans cette région quelques signes physiques, sub-matité, respiration forte, soufflante, bronchophonie, qui sont dus à une condensation du poumon et qui pourraient faire croire à une pneumonie du sommet ; mais l'absence de râles crépitants et surtout de crachats rouillés, la rareté de la toux et la constatation des signes d'épanche-ment, feront facilement éviter l'erreur.

Il nous reste à dire quelques mots du diagnostic de la *tuberculose et de la pneumonie chronique du sommet.* La pneumonie chronique dont on connaît la rareté siége plus souvent à la base qu'au sommet. Lorsqu'elle affecte ce dernier siége, elle présente de nombreux traits de ressem-blance avec la tuberculose. Matité, respiration soufflante, signes cavitaires, cachexie, se rencontrent dans ces deux affections.

La pneumonie toutefois affecte un seul côté, ce qui est assez rare pour la tuberculose — elle survient chez des su-jets de toute constitution, — l'hémoptysie y est presque in-connue, sauf, à la suite de formation d'abcès ou de gangrène, et c'est là un symptôme de grande valeur bien qu'il manque assez souvent dans la tuberculose. — Les redoublements fé-briles, nocturnes avec sueurs sont rares ; ils peuvent cepen-dant apparaître, s'il y a suppuration. — La diarrhée, les troubles laryngés font défaut.

Les signes physiques sont insuffisants pour trancher le diagnostic. La matité est cependant peut-être plus prononcée et plus étendue, le souffle plus fort et plus rude. S'il existe un abcès, ces signes ressemblent beaucoup à ceux d'une caverne ; dans ce cas, le poumon condensé exagère les bruits et de petits abcès peuvent donner lieu à un souffle intense et à du gargouillement. (Hardy et Béhier) (1).

Le mode du début n'est pas absolument caractéristique, car si la pneumonie chronique débute souvent par des accidents aigus, elle peut aussi comme la tuberculose survenir insidieusement et sans fracas.

En résumé, l'hémoptysie, la limitation à un seul poumon, et aussi le mode de début nous semblent les éléments principaux de ce diagnostic d'ailleurs peu important.

Certaines *pleurésies chroniques* limitées au sommet peuvent être prises parfois pour des pneumonies chroniques. Dans la pneumonie chronique toutefois, on n'observe pas d'ampliation du thorax et d'agrandissement des espaces intercostaux. Le frémissement thoracique est conservé, quelquefois exagéré, le souffle est plus rude, plus bruyant, plus caverneux. Ensuite les symptômes de dépérissement, fièvre hectique, etc., sont plus accusés.

De la pneumonie du sommet chez les enfants.

La pneumonie du sommet chez les enfants présente une physionomie propre qui nécessite une mention toute spéciale. C'est à l'ouvrage de MM. Rilliet et Barthez (2) que nous empruntons les faits qui vont suivre.

Ces auteurs signalent dans presque tous les cas une toux courte, petite, sèche, répétée, quelquefois comme empêchée, d'autres fois éclatante, déchirante ou un peu rauque; se répétant parfois par petites quintes, sans sif-

(1) Hardy et Béhier. Traité de pathologie interne, t. II.
(2) Rilliet et Barthez. Traité des maladies des enfants, 1843.

flement. — Ils ont noté aussi des inspirations inégales, saccadées et l'apparition plus tardive du souffle tubaire.

Ils insistent tout particulièrement sur ce qu'ils appellent la pneumonie cérébrale, que l'on observe presque exclusivement dans les pneumonies du sommet et qui entraîne des erreurs de diagnostic extrêmement fréquentes. — Ils distinguent deux formes de pneumonie cérébrale : 1° la forme éclamptique, qui est spéciale aux jeunes enfants et surtout à ceux qui souffrent d'une dentition laborieuse ; 2° la forme méningée, caractérisée par du délire et du coma, le premier survenant chez les enfants de 5 à 10 ans, le second chez les enfants de 2 à 5 ans.

Pneumonie cérébrale à forme convulsive ou éclamptique. — L'éclampsie accompagnée ou précédée de fièvre, marque le début ; d'autres fois l'assoupissement et la fièvre sont les premiers symptômes et les convulsions ne se montrent qu'à une période plus éloignée, du quatrième au dixième jour, quelquefois même elles sont terminales. — Elles sont tantôt générales, épileptiformes, tantôt partielles. Dans ce dernier cas, on n'observe que quelques mouvements saccadés des extrémités supérieures, accompagnés d'une sorte de carpologie et de beaucoup d'agitation : les globes oculaires seuls sont réellement convulsés, car il n'y a ni écume à la bouche, ni distorsion des traits. Quand les convulsions sont épileptiformes et générales, les attaques sont peu nombreuses : elles peuvent se répéter un grand nombre de fois le jour si elles sont partielles. Après la disparition des convulsions généralisées, dans le cas où elles ont eu lieu au début, l'enfant reprend toute sa connaissance. Cependant il conserve quelquefois encore sur son facies quelque chose de cérébral : l'œil est fixe, ses mouvements sont saccadés, les bras tremblants; il y a de la tendanee à l'assoupissement. Si les convulsions survien- nent dans le cours de la maladie et surtout à la fin, elles sont suivies de raideur des mouvements, de contractions, d'assoupissement et même de coma.

Pneumonie cérébrale à forme méningée. — Dans la forme méningée, l'assoupissement, le délire, la céphalalgie, les vomissements, sont dans certains cas les principaux symp- tômes. L'assoupissement est d'autant plus trompeur qu'aux symptômes précités se joint quelquefois la consti- pation. Le facies revêt aussi l'aspect propre aux affections cérébrales ; l'œil peut même être strabique. Mais la som- nolence n'est jamais aussi caractérisée que celle des ma- ladies encéphaliques proprement dites. On peut en retirer l'enfant ; et elle n'est accompagnée ni de cris automatiques, ni de soupirs, ni de grincements de dents, ni de change- ment fréquent de coloration du visage, ni de cette expres- sion d'indifférence et de sécheresse si caractéristique de la méningite. L'assoupissement disparaît le plus souvent à partir du quatrième ou cinquième jour ; cependant il peut persister sans interruption, jusqu'à l'époque de la réso- lution de la pneumonie. Voici en quel état nous trouvâmes, le huitième jour de la maladie, un enfant de 5 ans, at- teint de pneumonie du sommet droit et dont la maladie avait débuté par de l'agitation, de l'assoupissement, de la céphalalgie et du strabisme. L'enfant est couché sur le dos, les yeux demi-ouverts. Le regard est tantôt éteint, tantôt étonné, les pupilles sont plutôt contractées que di- latées, le facies a tout à fait l'expression de la méningite, le petit malade répond difficilement aux questions.

Le délire est, dans des cas beaucoup plus rares, le symptôme le plus apparent; il a lieu alors au début et disparaît au bout de deux ou trois jours, il n'est pas violent. Nous l'avons vu très-prononcé chez des enfants de 7 à 10 ans, à l'époque où la maladie passait à la résolution; il faut être prévenu du fait pour ne pas croire à une complication de méningite.

Les symptômes spéciaux qui donnent à la maladie sa physionomie spéciale effacent, par leur nombre et leur intensité, les symptômes ordinaires de la pneumonie. C'est à peine si on fait attention à la toux qui du reste est rare. Le point de côté et l'expectoration manquent. Cependant la peau est brûlante, la respiration accélérée, le visage coloré, et l'auscultation permet quelquefois de reconnaître l'inflammation des poumons.»

 Quelle est la cause de cette fréquence plus grande des symptômes cérébraux dans la pneumonie du sommet? Il serait difficile de le dire et nous ne tenterons pas d'explication. S'il était prouvé que le délire est chez l'adulte un symptôme particulièrement fréquent de cette pneumonie, on serait bien forcé d'admettre une sympathie spéciale entre le cerveau et le sommet du poumon. Mais nous savons que ce fait est bien loin d'être démontré.

Quoi qu'il en soit, il en résulte ce fait essentiellement utile à connaître que la pneumonie du sommet, chez les enfants, peut parfois être prise pour une méningite. Rilliet et Barthez insistent sur la difficulté de ce diagnostic dans le cas où les signes physiques font défaut. On doit dans ce cas tenir grand compte de l'accélération moindre de la respiration, de la toux, de l'élévation plus considérable de la température, de l'intensité moindre de la céphalalgie, enfin de l'absence de troubles des sens.

Ces auteurs enfin font remarquer avec un grand sens

pratique que la pneumonie du sommet passe aussi quelquefois inaperçue à cause de la difficulté d'appliquer l'oreille à la partie supérieure du thorax et surtout de la marche particulière de cette pneumonie qui occupe assez fréquemment le centre du lobe pour ne s'étendre que plus tard à la circonférence.

L'absence d'expectoration rend, chez les enfants, le diagnostic assez souvent hésitant entre une pneumonie et une pleurésie du sommet. Lorsque les caractères du souffle ne sont pas très-tranchés, lorsque les râles crépitants font défaut, la conservation ou l'exagération des vibrations thoraciques seront d'un grand secours.

CHAPITRE IV,

MARCHE, TERMINAISON, COMPLICATIONS.

La pneumonie du sommet a le plus souvent un début franc et l'on peut presque toujours, comme il résulte des faits recueillis par le professeur Béhier ainsi que de nos observations propres, noter le moment précis de l'invasion.

Tantôt elle se limite au lobe supérieur dont elle occupe une étendue plus ou moins grande, tantôt elle s'étend au lobe moyen ou au lobe inférieur. Il est plus rare de voir une pneumonie de la base gagner le lobe supérieur.

Ziemssen dit que le passage de la pneumonie du lobe supérieur au lobe inférieur ou inversement est marqué quelquefois par un intervalle apyrétique qui dure de quelques heures à quelques jours ; il qualifie ces faits de pneumonie à rechute.

La marche ne diffère pas de celle des pneumonies communes, si ce n'est peut-être, comme nous l'avons déjà signalé, que l'inflammation s'étend fréquemment du centre à la périphérie de l'organe et qu'elle peut être ainsi quelque temps méconnue.

La durée ne semble pas plus longue contrairement à l'opinion de quelques auteurs. Dans les observations de Béhier, nous trouvons qu'elle a été :

De 7 jours dans 1 cas.
De 10 jours dans 4 cas.
De 12 jours dans 3 cas.
De 14 jours dans 2 cas.
De 15 jours enfin chez un malade.
12 jours en moyenne.

Encore avons-nous pris pour terme de la maladie, non la chute définitive de la température qui n'est pas signalée, mais la disparition des signes physiques qui, comme on sait, peuvent persister notablement au delà de la défervescence.

Dans nos observations, nous trouvons que la durée comprise entre le début et la défervescence a été.

De 7 jours . 4 fois
De 8 jours . 2 —
De 10 jours . 2 —
De 13 jours . 2 —

C'est-à-dire de neuf jours en moyenne.

La terminaison est favorable dans la grande majorité des cas : il arrive assez souvent que l'état général s'améliore complètement et que la convalescence semble commencer alors que la lésion existe encore comme le démontrent le souffle parfois très-intense et la matité : c'est là un fait très-intéressant qu'Andral a le premier signalé, et dont on doit tenir compte dans le traitement.

Assez souvent la convalescence s'annonce par certains symptômes appelés critiques qui consistent dans une diarrhée ou des sueurs abondantes, des urines copieuses, une épistaxis. Les phénomènes critiques seraient assez rares d'après certains auteurs (Chomel, Hardy et Béhier), dans

la pneumonie, presque constants d'après les autres qui
pensent que le caractère de la crise ne réside pas dans les
caractères extérieurs des phénomènes, et qu'il n'est pas
nécessaire pour affirmer la crise, que ces derniers occupent
violemment la scène, soient insolites et exceptionnels
(Chauffard). Quoi qu'il en soit, nous trouvons relevés ces
symptômes critiques sous leur forme la plus nette et l'on
pourrait dire la plus solennelle, dans trois de nos observations : épistaxis, sueur abondante (odeur aigre dans un
cas), flux urinaire et intestinal : dans deux cas, ils ont été
précédés, l'on pourrait dire annoncés par une exacerbation
manifeste des symptômes généraux, élévation de la température, dyspnée vive, anxiété, agitation et même délire.
Une observation qui nous est propre est à cet égard des
plus curieuses. Le malade arrivé sans encombre à la fin
de sa pneumonie est pris de délire : le facies est brillant et
animé; il existe du tremblement; l'agitation est continuelle;
le pouls présente quelques irrégularités : bien que les signes locaux ne se soient pas modifiés et que la température ne dépasse pas 39°, cet état nous semble grave et ne
nous laisse pas sans inquiétude : aussi sommes-nous surpris de trouver le lendemain le malade tranquillement
assis sur son lit, la figure calme, et sans fièvre. La nuit,
étaient survenues en même temps des sueurs, de la diarrhée, des urines abondantes et une épistaxis modérée :
c'était la crise, et la convalescence commençait.

Dans d'autres cas, les symptômes dyspnéiques paraissent portés à leur plus haut degré, le malade est dans un
état d'anxiété extrême, le pronostic semble devenu grave :
la crise survient, et tous les accidents, en quelques heures,
se dissipent et laissent le malade dans un état d'incompa-
rable bien-être.

Nul n'a mieux décrit cette exacerbation prémonitoire de la crise que M. le professeur Chauffard..

« L'ensemble indicateur de l'imminence critique consiste en une aggravation apparente et subite de l'état du malade avec insomnie, agitation, oppression pectorale, fièvre plus vive, pouls plein, rapide, bondissant, parfois inégal. Cette exacerbation survient habituellement dans la nuit qui précède la crise : des frissons erratiques parcourent le corps en même temps que s'élève une turgescence générale : l'imagination du malade s'exalte et lui fait croire à un danger prochain. Le médecin, peu familiarisé avec la connaissance des phénomènes critiques, éprouve un invclontaire étonnement en apprenant, le matin, les détails de reprise inattendue des symptômes survenus durant la nuit et dont il retrouve les traces manifestes. Cependant, les évacuations commencées s'opèrent ou se rétablissent, tous les symptômes déclinent, le calme renaît et s'établit de plus en plus profond ; la guérison paraît instante et l'est en effet. La crise s'est décidée sous le coup de cette éphémère recrudescence : les mêmes phénomènes sans valeur critique auparavant, traduisent une crise franche alors qu'ils surviennent après ce bouillonnement momentané des synégies communes. Plus d'une fois, au début de notre pratique, nous avons été surpris par ce retour apparent vers l'augment morbide; nous ne nous en rendions un compte vrai qu'après coup et lorsque la chute définitive de la maladie nous en donnait la signification. » (1).

On nous pardonnera cette digression sur les phénomènes critiques de la pneumonie et cette belle page sera notre excuse.

(1) Chauffard. Pathologie générale.

Grisolle dit que la pneumonie du sommet arrive beaucoup plus vite à l'hépatisation que les autres pneumonies ; mais il n'appuie cette opinion sur aucune statistique.

La pneumonie du sommet se termine-t-elle plus souvent par *abcès* ? On connaît la rareté de ce mode de terminaison dont Grisolle n'a réuni que 25 observations. Cet auteur a recherché le siége qu'occupait l'abcès dans ces divers cas, et il a trouvé 12 abcès du lobe supérieur, 9 du lobe inférieur et 2 du lobe moyen. Il fait remarquer que cette différence insignifiante a cependant plus de valeur qu'on ne le supposerait, si on se rappelle que les pneumonies du sommet sont moins fréquentes que celles de la base dans la proportion de 3 à 4.

Cependant, Stokes a prétendu que les abcès étaient plus fréquents dans le lobe inférieur. Nous ferons remarquer en outre que les abcès sont beaucoup plus fréquents au-dessus de 70 ans et en général à un âge avancé, et que c'est également à cet âge que la pneumonie du sommet semble se rencontrer plus souvent. Ainsi, sur 25 cas de collection purulente on en a rencontré :

8 au-dessus de 70 ans.
4 de 50 à 58 ans.
3 de 45 à 49 ans
5 de 31 à 36 ans.
4 de 16 à 26 ans.
1 à 4 ans.

Ce rapprochement peut servir à justifier et à expliquer la proposition de Grisolle.

La pneumonie du sommet passerait plus fréquemment d'après quelques auteurs à l'*état chronique*. Cette terminaison plus exceptionnelle encore que la précédente ne mérite pas de nous arrêter bien longtemps.

D'après Andral, la pneumonie chronique a été beaucoup plus souvent observée dans les lobes supérieurs que dans les autres parties du poumon. M. Durand-Fardel arriva à la même conclusion : mais le professeur Charcot (1) fait remarquer qu'il a certainement réuni dans la même catégorie des formes diverses d'affections pulmonaires.

Chomel, au contraire, sur 8 pneumonies chroniques, a rencontré 5 pneumonies de la base et 1 du sommet. Enfin, Grisolle pense sans vouloir trancher la question, que la pneumonie chronique est comme la pneumonie aiguë plus commune à la base.

Nous rapportons une observation qui, bien que n'ayant pas de rapport immédiat avec notre sujet, nous a paru intéressante. Il s'agit d'un malade qui, depuis quatre mois, se plaignait de douleurs thoraciques et de dyspnée : il toussait et rendait des crachats muco-purulents non striés de sang. Depuis trois semaines il maigrissait et l'expectoration était fétide. On constata à son entrée de la matité dans la moitié supérieure du poumon droit, de la submatité à la base : les vibrations thoraciques augmentées en haut, étaient diminuées dans la moitié inférieure. Enfin, on percevait au sommet un souffle tubo-caverneux : le malade s'affaiblit de plus en plus, son teint devint cachectique, de gros râles remplacèrent le souffle et il finit par succomber.

Nous trouvâmes à l'autopsie les deux poumons infiltrés de matière charbonneuse : le poumon droit surtout était presque uniformément noir, ratatiné, et d'une durete ligneuse à son sommet. On eût dit un bloc de charbon. A la coupe, dans le lobe supérieur nous trouvâmes trois

(1) Charcot. Des pneumonies chroniques. Thèse de concours, 1860.

excavations du volume d'une noix, remplies de matière pu-
tréfiée. Il existait en outre une pleurésie purulente qui
occupait les deux tiers inférieurs de la cavité pleurale.
Nous avions donc eu affaire à une pneumonie chronique
secondaire qui s'était compliquée de gangrène et de pleurésie purulente consécutive sans doute à la formation du
foyer gangréneux.

Ce fait peut être rapproché de l'observation d'Andral et
de celle de M. le professeur Charcot. Ces deux observations
dans lesquelles on voit la gangrène survenir dans le cours
d'une pneumonie chronique, sont les seules qui aient été
signalées. Bien que dans la nôtre il ne s'agisse pas d'une
pneumonie chronique vraie mais seulement d'une sclérose
pulmonaire produite par l'anthracosis, nous avons pensé
cependant qu'il y aurait quelque intérêt au point de vue
pathogénique à la rapporter. -- On sait que Traule regarde
la pneumonie chronique comme une cause fréquente de
gangrène et que sur 14 cas de gangrène, il en rattache 9 à
cette affection : mais ses conclusions n'ont pas paru fondées à M. Charcot qui se demande avec raison si la pneumonie chronique n'était pas plutôt, dans les faits de Traule,
consécutive à la gangrène.

Diverses *complications* viennent parfois s'ajouter à la
pneumonie et en aggraver le pronostic : ainsi par exemple
la péricardite, la méningite. Les éléments font défaut
pour rechercher si ces complications apparaissent plus
fréquemment dans la pneumonie du sommet.

La *péricardite* que les travaux de Ormerod, Flint, Leu-
det, tendent à faire regarder comme assez fréquente dans
la pneumonie a été constatée trois fois par Béhier, sur 114
cas de pneumonie ; dans ces trois cas il s'agissait d'une
pneumonie de la base. Bouillaud en a observé deux cas

dans des pneumonies gauches dont le siége précis n'est pas indiqué (1). Grisolle l'a rencontrée aussi trois fois dans deux pneumonies droites et dans une pneumonie du sommet gauche. Il sst impossible de rien conclure de pareils chiffres.

Le professeur Bouillaud cite l'observation d'un homme de 25 ans, atteint de pneunomie du sommet gauche, chez lequel il existait de l'*aortice* limitée à la crosse de l'aorte : cette complication avait été reconnue pendant la vie : elle se traduisit en effet par un souffle très-fort vers le bord gauche du sternum en haut et en dedans du sein.

Une observation de Delmas nous montre aussi une pneumonie du sommet gauche compliquée d'aortice : on trouva dans la partie supérieure de la portion descendante du vaisseau un caillot adhérent à la paroi, d'une longueur de 6 centimètres.

La *méningite*, dont les altérations ne sont pas extrêmement rares dans la pneumonie puisque Grisolle les a retrouvées huit fois sur 27 cas de pneumonie avec délire et Briquet 6 fois sur 9 dans les mêmes conditions, n'a pas été notée plus spécialement dans la pneumonie du sommet. Surugue (2) en cite deux observations : dans l'une il s'agissait d'une méningite simple, chez un homme de 23 ans, atteint de pneumonie du sommet droit, dans l'autre d'une méningite cérébro-spinale, chez un vieillard de 73 ans, atteint également de pneumonie du sommet droit.

Rilliet et Barthez mentionnent dans deux cas de pneumonie du sommet l'apparition d'une *anasarque généralisée.*

---

(1) Bouillaud. Clinique médicale.

(2) Surugue. De la méningite compliquant la pneumonie. Thèse de Paris, 1875.

Saint-Ange.　　　　　　　　　　　5

CHAPITRE IV.

PRONOSTIC.

C'est une opinion généralement admise que la pneumonie du sommet présente une gravité particulière, et le pronostic en est considéré par presque tous les auteurs comme plus sérieux que celui qu'entraîne la pneumonie de la base.

Andral dit que l'inflammation des lobes supérieurs est généralement plus grave que celle des lobes inférieurs.

Grisolle d'après le relevé qu'il a fait de ses observations déclare que tandis que la mortalité est de 1|8 pour les pneumonies de la base, elle est de 1|5 pour celle du sommet. Pour lui, la pueumonie du sommet arrive à l'hépatisation grise plus vite que les autres. Les deux tiers des pneumonies adynamiques qu'il a observées étaient des pneumonies du sommet.

Monneret dit que la pneumonie est plus sérieuse quand elle occupe le sommet, sans que l'on connaisse la cause de cette gravité.

M. le professeur Peter pense aussi que la pneumonie du sommet est grave; mais elle ne présente de dangers plus grands qu'en raison de la gravité de l'état général antérieur dont la pneumonie est l'expression anatomique et qui est une condition puissante de la localisation au sommet du poumon. — « Si redoutable que soit réellement l'état de l'organisme générateur de la pneumonie du sommet, le malade peut encore en guérir, mais c'est œuvre de labeur et d'expérience. » Il rapporte du reste que pendant les mois de février et de mars 1871 il a reçu dans son ambulance 18 pneumonies. Ces pneumonies développées chez des sujets débilités par les fatigues, les veilles, la mauvaise nourriture, et sans doute aussi l'alcoolisme, devaient naturellement présenter un certain degré de gravité. Or, sur ces 18 pneumonies, il y avait 3 pneumonies doubles et 15 pneumonies unilatérales, dont 7 du sommet. Un seul malade succomba. Il avait une pneumonie du sommet.

Chez les enfants, Rilliet et Barthez déclarent que les pneumonies du sommet, à l'âge de 2 ans, et surtout lorsqu'elles surviennent au milieu d'une dentition laborieuse, sont dangereuses parce qu'elles se compliquent fréquemment d'accidents cérébraux (pneumonies cérébrales). Chez les sujets qui ont passé l'âge de 3 ans elles ne sont guère plus souvent mortelles que celles de la base.

Chez les vieillards, M. Durand-Fardel pense que la pneumonie du sommet paraît offrir une gravité toute spéciale : il a vu très-rarement en obtenir la solution quelque peu d'étendue qu'elle occupât : il oppose les faits de pneumonies étendues au bord postérieur du poumon et guérissant fréquemment, à ceux dans lesquels on voit des pneumonies du sommet limitées à un espace très-restreint entraîner la mort.

Quelques protestations cependant se sont élevées contre la malignité de la pneumonie du sommet.

Déjà Briquet avait prétendu que le siége de la pneumonie était sans influence sur le pronostic. Mais c'est surtout le professeur Béhier qui a cherché à relever la pneumonie du sommet de son discrédit : il a recueilli 19 observations de pneumonie du sommet : deux seulement se sont terminées par la mort, la proportion est de 1|9, elle est assurément peu élevée.

Hauregard a recueilli dans le service du professeur Bouillaud quatre observations de pneumonie du sommet chez des sujets indemnes de tubercule : un seul a succombé c'était une femme atteinte d'un cancer de l'utérus avec cancer du poumon et pneumonie des deux sommets.

Sur 15 pneumonies du sommet observées par Woillez, 13 ont été remarquables par leur bénignité ; les malades ont quitté l'hôpital à la date du treizième au dix-septième jour de la pneumonie quoique plusieurs d'entre eux fussent tuberculeux.

Les 11 observations que nous rapportons, recueillies au hasard et sans but déterminé, se sont toutes terminées par la guérison. En faisant le relevé des cas de pneumonie observés dans le service depuis le 1er janvier, nous trouvons 15 pneumonies dont 12 unilatérales et 3 doubles. Sur les 12 pneumonies limitées à un côté, 5 siégeaient au sommet ; toutes ont guéri, tandis que sur les 7 autres 2 se sont terminées par la mort. Si on s'en tenait à une statistique aussi restreinte, la pneumonie du sommet serait moins grave que celle de la base.

Que conclure de ces opinions divergentes ? Nous ferons remarquer d'abord que certains témoignages contre les pneumonies du sommet n'ont pas toute l'importance qu'on pourrait être disposé à leur accorder. Ainsi, par exemple, la gravité de cette pneumonie chez les enfants paraît exagérée ; car Rilliet et Barthez, eux-mêmes, disent avoir eu rarement l'occasion de faire l'autopsie d'enfants qui eussent succombé à une pneumonie lobaire. — Barthez (1) n'a observé que 2 morts sur 118 pneumonies, et il s'agissait de deux pneumonies doubles. De même Ziemssen n'a eu que 7 morts sur 201 malades.

Comment fonder aussi son opinion sur les faits de pneumonie du sommet observée chez les vieillards, lorsqu'on sait que d'après Grisolle, la pneumonie amène la mort des 8/10ᵉˢ des sujets qui en sont atteints au-dessus de 70 ans.

Nous n'oserions certainement affirmer, contrairement à l'assertion d'observateurs éminents, que la pneumonie du sommet n'offre pas de gravité spéciale ; mais nous pensons que cette gravité a été parfois exagérée. La pneumonie du sommet, comme le fait remarquer M. le professeur Peter, n'est pas plus grave en elle-même que les autres pneumonies ; mais elle est grave en raison du mauvais état général qui l'a favorisée. Nous avons vu en effet que l'on ne pourrait se refuser à admettre dans une mesure assez restreinte d'ailleurs l'influence étiologique de la débilitation et des cachexies. Nous avons vu qu'un sujet dont l'organisme était appauvri, privé de résistance, s'il était atteint de pneumonie, avait plus de chance de voir l'inflammation se localiser au sommet du poumon. C'est là croyons-nous, l'explication du pronostic plus sérieux, que nous attribuons à la pneumonie du sommet. Mais nous nous garderions d'exagérer la portée de ce fait : elle ne dépasse pas celle de la donnée étiologique. Il en résulte que chez un sujet habituellement bien portant et sans tare d'aucune espèce, la pneumonie du sommet (et elle se présente le plus souvent dans ces conditions) est une maladie bénigne. Au contraire, chez un sujet usé et incapable de résistance, cette

(1) Barthez. Mémoire sur l'expectation dans la pneumonie des enfants. Bull. de l'Académie de médecine, t. XXVII.

pneumonie est une maladie sérieuse, comme sur un semblable terrain l'est toute pneumonie. A cet égard, la petite
statistique de M. le professeur Peter nous semble donner
une idée exacte de la manière dont nous devons concevoir
à la fois l'étiologie et le pronostic de la pneumonie du sommet : chez 15 sujets débilités, la pneumonie frappa 7 fois
le sommet, 8 fois la base : la proportion est un peu plus
forte que normalement ; un malade meurt et ce malade
avait une pneumonie du sommet.

Chez les alcooliques, la pneumonie comporte en général
un pronostic toujours sérieux, moins grave cependant que
ne le disent certains auteurs qui la croient presque constamment mortelle. La pneumonie du sommet emprunte
encore sa gravité à l'état général du sujet et à cette sénilité prématurée qui est le résultat ordinaire de l'alcoolisme.

Les pneumonies du sommet sont-elles plus sujettes aux
récidives ?

Briquet dit que sur 18 pneumonies du sommet, 5 sujets
ont eu des récidives, tandis que sur 64 pneumonies de la
base, 11 ont été atteints une seconde fois.

Grisolle émet quelques doutes sur ces résultats ; il craint
que Briquet n'ait confondu récidives et rechutes, il fait remarquer qu'il serait très-extraordinaire que les mêmes
malades fussent revenus dans le même service. Cependant
il n'est pas éloigné de croire son opinion fondée ; il a soin
de nous avertir qu'il ne s'appuie pas sur les faits dans lesquels les tubercules ont pu appeler et fixer l'inflammation
sur le sommet du poumon.

Il y a lieu toutefois de croire que la pensée sinon des
granulations tuberculeuse au moins de la diathèse qui les

provoque n'a pas été sans exercer quelque influence sur
l'opinion émise par ces cliniciens.

DES RAPPORTS DE LA PNEUMONIE DU SOMMET ET DE LA TUBERCULOSE.

Nous avons déjà vu que lorsqu'une pneumonie se développait chez un tuberculeux, elle atteignait de préférence
le sommet. Cette pneumonie présente-t-elle alors une gravité plus grande ? La pneumonie du sommet survenant
chez un sujet non tuberculeux peut-elle être cause du tubercule ? Tels sont les points qu'il nous reste à examiner.

La pneumonie du sommet survenant chez un tuberculeux n'est pas généralement grave. C'est là un fait curieux,
que l'on ne pouvait prévoir mais qui est généralement reconnu. Autant la pleurésie qui complique la tuberculose
est grave, autant la pneumonie et particulièrement la pneumonie du sommet est bien supportée.

Grisolle a observé 11 tuberculeux atteints de pneumonie:
dans tous les cas la pneumonie siégea au sommet et dans
tous les cas elle guérit: la convalescence fut courte ; 9 malades retrouvèrent leur appétit, leurs forces, leur embonpoint ; plusieurs même se sentaient plus forts qu'avant la
pneumonie.

Hauregard sur 11 tuberculeux qui furent pris de pneumonie a observé 7 pneumonies du sommet : 2 malades
moururent, l'un d'eux avait été atteint auparavant d'une
phthisie aiguë, l'autre avait respiré des vapeurs d'acide
sulfureux.

Nous rapportons une observation de pneumonie du
sommet chez un tuberculeux : la maladie a affecté la

forme adynamique; mais le malade a guéri; la durée de la pneumonie a été plus longue qu'elle ne l'est normalement.

Toutefois, tous les cas ne sont pas également favorables ; si la pneumonie qui survient chez un tuberculeux encore assez fort et dont les lésions ne sont pas encore très-avancées entraîne peu de danger, il est loin d'en être ainsi chez les malades déjà affaiblis, cachectisés, et épuisés par la suppuration. Dans ce cas, il est fréquent de voir les lésions s'aggraver et les malades succomber rapidement. Andral, Grisolle, citent des faits de ce genre. Bon nombre de ces pneumonies ultimes surviennent sans tapage et emportent les malades en passant inaperçues.

La pneumonie du sommet ne paraît pas avoir sur le développement de la tuberculose une influence bien manifeste.

Déjà Laënnec avait signalé le fait et il faisait remarquer que les tubercules sont exceptionnels à la base du poumon où l'inflammation est plus commune.

Louis met aussi en doute l'influence de la pneumonie sur le développement des granulations tuberculeuses. Sur 86 phthisiques, il n'en a trouvé que trois qui eussent eu quatre ans avant de mourir une pneumonie. C'était à dater de cette époque qu'on avait noté chez eux la toux et l'expectoration. — Quatre autres malades accusaient aussi dans leurs antécédents une pneumonie, trois, six et quinze années avant l'apparition de la phthisie. Depuis ce moment et bien que leur constitution fût débile, ils n'avaient pas été pourtant plus aptes à contracter des rhumes. — Pour Andral le rôle de la pneumonie est également douteux.

Grisolle dit qu'il a interrogé 72 phthisiques sur les maladies qu'ils avaient eues avant leur entrée à l'hôpital. Or,

sur ces 72 malades, deux avaient eu une pneumonie plus
ou moins grave et bien caractérisée, trois ou quatre ans
après les premiers symptômes de la phthisie. Leur réta-
blissement avait été complet, deux autres malades avaient
eu une pneumonie, dix-huit mois ou deux ans auparavant,
et c'est à dater de cette époque, qu'ils ont commencé à
éprouver de la dyspnée, de la toux et un peu d'amaigrissement. — Il en conclut que la pneumonie succède plus souvent aux tubercules qu'elle ne les précède; il ne nie pas
toutefois absolument le fait, et avec Laënnec il compare le
poumon d'un sujet prédisposé à la tuberculose et atteint
de pneumonie, à une terre fortement labourée après un
long repos et où germent les graines qu'elle contenait depuis longtemps dans son sein. — Il a vu cependant des
sujets prédisposés à la tuberculose, être pris de pneumonie
et guérir complètement.

Hérard et Cornil ont vu très-rarement l'inflammation
du poumon, parmi les maladies qui ont précédé directe-
ment la tuberculose : environ sept à huit cas sur cent phthisiques, et encore dans quelques-uns de ces cas un certain
intervalle s'était écoulé entre les deux maladies, ce qui rend
douteux le rapport de causalité.

M. Peter ne croit pas non plus à l'influence de la pneumonie ; il rapporte l'observation d'une vieille femme qu'il
traita pour une pneumonie du sommet droit : deux ans
après, cette malade eut une pneumonie du sommet
gauche, et M. Peter put constater alors que le souffle persistait au sommet droit : mais il n'existait pas de tuberculose.

Les auteurs allemands et Niémeyer en particulier admet-
tent cependant que la tuberculose peut succéder à une
pneumonie du sommet.

Il résulte de ce que nous venons de voir que la pneumonie du sommet, dans l'immense majorité des cas, n'entraîne aucun danger de tuberculose prochaine ; cependant, chez des sujets prédisposés ou chez lesquels les tubercules ne sont pas encore appréciables par l'auscultation, elle doit inspirer des craintes, surtout parce qu'elle peut faire soupçonner leur existence ; quant à hâter leur développement, il serait difficile de lui refuser toute influence à cet égard, aujourd'hui surtout que l'on sait la grande part que les processus inflammatoires prennent à l'évolution des lésions tuberculeuses ; mais autant la pleurésie du sommet est dans ces conditions d'un pronostic fâcheux, soit que nous y voyions l'indice d'une tuberculose déjà confirmée, soit qu'elle en favorise l'apparition, autant la pneumonie du sommet permet d'espérer une franche et définitive guérison.

La pneumonie du sommet ne présente pas d'indications thérapeutiques spéciales ; cela ressort suffisamment de l'étude que nous venons d'en faire ; deux cependant s'imposent, pour ainsi dire, avec plus de force. Plus que dans toutes les autres pneumonies, il sera nécessaire de soutenir les forces du malade, d'éviter les médications trop énergiquement spoliatives et de recourir à l'alcool et aux toniques. Plus que dans toutes les autres aussi, on devra surveiller la résolution des produits inflammatoires et la poursuivre jusqu'à ce que le poumon ait retrouvé sa structure et son fonctionnement ; car les sommets étant la partie la plus faible de l'organe, il faudra craindre tout ce qui peut affaiblir leur vitalité et appeler sur eux une diathèse menaçante.

CONCLUSIONS.

La pneumonie du sommet est plus fréquente chez le vieillard que chez l'adulte ou chez l'enfant. Elle reconnaît les mêmes conditions étiologiques que les autres variétés de pneumonie, mais la débilitation de l'économie paraît, dans une certaine mesure, en favoriser le développement ; il en est de même de l'alcoolisme. Elle siége beaucoup plus souvent à droite qu'à gauche.

La pneumonie, chez les tuberculeux, affecte habituellement le sommet.

Les symptômes ne diffèrent pas sensiblement de ceux de la pneumonie commune : à peine relève-t-on quelques nuances au point de vue de l'expectoration, des signes physiques, etc. Le délire, l'ictère ne sont pas plus fréquemment observés. Chez les enfants cependant les accidents cérébraux sont parfois très-accusés.

Le diagnostic présente quelques difficultés particulières, des lésions tuberculeuses chroniques ou à rapide évolution pouvant en imposer pour une pneumonie du sommet.

La marche, la durée, la terminaison sont celles de la pneumonie franche. Le pronostic est plus sérieux, mais seulement en raison du mauvais état général que l'on constate assez souvent chez les sujets atteints de pneumonie du sommet.

La tuberculose n'aggrave pas beaucoup le pronostic de la pneumonie du sommet, qui est elle-même sans influence sur le développement de la phthisie.

OBSERVATIONS

Observation I (personnelle). — Pneumonie du sommet droit. — Crise.

Langlois (Gabriel), garçon épicier, entré le 15 mai 1878, salle Saint-Jean, n° 4 (service de M. Chauffard).

Habituellement bien portant, ne tousse pas ; pas de scrofules. Son père est sujet aux bronchites, sa mère est délicate, ses frères sont morts jeunes.

A été pris il y a trois jours d'un grand frisson, avec vomissements et céphalalgie. Hier 14 mai, il ressent un violent point de côté à droite : en même temps, toux pénible, fréquente, quinteuse. Expectoration muqueuse au début ; dyspnée très-accusée.

Il a un facies abattu ; les pommettes sont rouges, sans prédominance à droite. Il n'existe pas d'ictère. Le point de côté persiste toujours, très-pénible ; toux fréquente ; quelques crachats visqueux, très-adhérents, rouillés. Dyspnée vive. 36 respirations.

Anorexie, soif vive. Les vomissements ont cessé. Langue blanche, humide. Pas de diarrhée.

Pouls fort, fréquent, régulier, 104. T. s. 38,5.

A droite, en arrière, matité dans les fosses sus et sous-épineuses. Vibrations thoraciques augmentées. Souffle rude expiratoire dans les mêmes limites. Quelques râles crépitants fins s'entendent vers l'aisselle lorsqu'on fait tousser le malade. Bronchophonie très-nette et résonnance de la toux. Rien dans le reste du poumon.

En avant, quelques râles. Pas de modification de la sonorité.

Rien de particulier au cœur.

Le 16. Même état. Une épistaxis a eu lieu dans la nuit.

P. 100. R. 32. T. m. 38,9.

10 ventouses scarifiées. Potion avec ipéca 5 gr. Bouillons.

Le soir, le malade se trouve un peu mieux ; l'expectoration est toujours rouillée, visqueuse. Respirations moins fréquentes. Pas de modification des signes physiques.

P. 100. R. 24. T. s. 39,2.

Le 17. Le malade a eu cette nuit un léger délire ; facies un peu égaré.

Le pouls présente quelques irrégularités.

Expectoration d'ailleurs plus abondante, moins visqueuse, toujours un peu rouillée.

Souffle moins fort ; quelques râles sous-crépitants au pourtour. P. 112. R. 32. T. m. 39,5.

Vésicatoire, julep acétate ammoniaque 10 gr., potion sp. codéine.

Le soir, le malade n'a pas de délire, mais il est continuellement agité. Tremblement ; facies brillant, animé. (On dirait un alcoolique.)

P. 108. R. 36. T. s. 39.

Dans la nuit, le malade a une épistaxis assez abondante, des urines copieuses, des sueurs, de la diarrhée (3 selles).

Le 18. Nous trouvons le malade complètement apyrétique ; il se trouve très-bien. Expectoration blanche, de bronchite.

Le souffle a complètement disparu. Quelques gros râles aux deux temps. La matité est à peine exagérée.

T. m. 37°. T. s. 37,5.

Les jours suivants, la convalescence s'affirme ; au bout de deux ou trois jours, tous les signes physiques disparaissent.

Le malade sort le 1er juin.

Obs. II (communiquée par notre collègue M. Carrié). — Pneumonie du sommet droit. — Crise.

Malaverte (Jules), 16 ans, entré le 1er avril 1876, salle Saint-Louis, n° 20, service de M. Laboulbène.

Ce malade souffre depuis quatre jours ; il a été pris pendant la nuit d'un frisson qui a duré trois ou quatre heures, sans point de côté. Il tousse depuis cette époque. On ne peut avoir que des renseignements incomplets, à cause de l'état d'abattement du malade.

Céphalalgie sous-orbitaire. Pommettes colorées. Léger ictère des conjonctives. Pas de délire. Pas de douleur du côté droit. Crachats visqueux, couleur abricot.

Langue blanche, un peu sèche. Anorexie. Pas de vomissements. Diarrhée à deux ou trois reprises.

Sonorité dans toute la poitrine, sauf en arrière, en haut et à droite, dans les fosses sus et sous-épineuses. Augmentation des vibrations thoraciques à ce niveau.

Souffle dans la fosse sus-épineuse. Souffle et râles crépitants dans les grandes inspirations, dans la fosse sous-épineuse.

P. 112. R. 36. T. s. 39,8.

2 avril. Sonorité exagérée sous la clavicule droite (bruit skodique). Quelques rhonchus sibilants.

P. 100. R. 32. T. m. 39,5.

Potion oxyde blanc d'antimoine 0,50 ; gomme sucrée; sinapismes le soir; lavement.

Dans la journée, le malade transpire abondamment et la respiration, bien que fréquente encore, devient plus facile. Le soir, le facies est moins coloré. Crachats de bronchite un peu épais mélangés à quelques crachats jaunes visqueux.

Disparition du souffle ; râles crépitants par bouffées, serrés, humides, dans la fosse sus-épineuse. Presque aucun signe anormal dans la fosse sous-épineuse.

P. 84. R. 32. T. s. 37,7.

Le 3. Etat général très-satisfaisant. Il y a une légère épistaxis dans la nuit.

Légère submatité sous la clavicule droite; quelques râles crépitants superficiels à ce niveau. Râles crépitants très-fins par bouffées dans la fosse sus-épineuse.

P. 56. R. 28. T. m. 36,8.

Julep, oxyde bl. antimoine, 0,50, vin de quinquina, bouillon et potages.

Le soir, P. 64, R. 24. T. s. 37.

Le 5. On perçoit encore en arrière quelques râles très-humides dans la fosse sus-épineuse. L'expectoration est nulle.

Obs. III (communiquée par M. Carrié). — Pneumonie du sommet droit. — Crise.

Lejard (Alphonsine), 43 ans, chapelière. Entrée le 20 janvier 1876, salle Sainte-Eulalie, n° 4 (service de M. Laboulbène).

Jouit habituellement d'une bonne santé ; n'est pas sujette aux bronchites. A eu une fièvre typhoïde à l'âge de 21 ans.

Il y a huit jours, elle s'est exposée à l'humidité et a été prise subitement de frisson, de point de côté à droite. Toux fréquente et douloureuse. Pas d'expectoration.

Actuellement elle se présente avec un facies coloré ; légère teinte subictérique. Elle est très-abattue ; céphalalgie frontale ; point de côté persiste ; toux encore fréquente ; pas d'expectoration.

Langue blanche, rouge sur les bords. Pas de vomissements.

En arrière et du côté droit, submatité dans la fosse sus-épineuse, et augmentation des vibrations thoraciques. Râles sous-crépitants fins dans la fosse sus-épineuse et la moitié supérieure de la fosse sous-épineuse se prolongeant dans l'aiselle.

En avant, submatité sous la clavicule, râles sous-crépitants fins, humides, venant par bouffées.

Au cœur, souffle au premier temps et à la pointe se prolongeant vers la base.

Le 21. Même état.

P. 92. T. 39,6.

Potion oyxde blanc d'antimoine, 0,50.

Le soir, P. 104. T. s. 39,6.

Le 22. La malade a eu pendant la nuit une abondante transpiration. Elle se plaint toujours de douleur dans le côté droit.

Les râles sous-crépitants sont en avant plus humides que la veille. Dans l'aisselle, râles crépitants secs arrivant par bouffées à la fin de chaque inspiration.

P. 104. R. 24.

Julep, sirop de Tolu, e. de laurier-cerise, 2 gr. ; sinapismes ; bouillons.

Dans la journée, sueurs abondantes à odeur aigre. Langue plus nette ; céphalalgie persistante. Le point de côté a presque complètement disparu. Crachats pour la première fois, blanchâtres, mousseux, peu épais.

En avant, râles sous-crépitants de temps à autre, peu nombreux. Sous l'aisselle, râles crépitants très-fins.

Le soir, P. 92. R. 24. T. 38,4.

Le 23. L'appétit commence à revenir.

En avant, il reste encore quelques râles.

T. 37°. P. 72.

Obs. IV. (communiquée par M. Carrié). — Pneumonie du sommet
gauche. — Défervescence rapide après exacerbation.

Dumay (Anna), 33 ans, couturière, entrée le 5 janvier 1876,
salle Saint-Eulalie, n° 9 (service de M, Laboulbène).

Jouit habituellement d'une bonne santé; toutefois elle s'enrhume
facilement; elle aurait eu une pneumonie à l'âge de 16 ans.

Elle a été prise il y a sept jours d'un frisson violent qui a duré
toute une nuit, en même temps point de côté à gauche, malaise,
oppression, toux fréquente et pénible.

Actuellement, elle a un facies fatigué, qui exprime l'abattement.
Pas d'ictère. Céphalalgie.

L'oppression est moindre que les premiers jours. La toux est
encore fréquente, pénible et quinteuse. Crachats épais, sucre
d'orge, adhérents au vase, mêlés à des crachats spumeux; se déta-
chant difficilement.

Urines rouges, foncées. Langue humide, un peu blanche.

En arrière, à gauche, matité complète des fosses sus et sous-
épineuses et de la partie supérieure du creux de l'aisselle. Souffle
rude, intense, tubaire; de temps à autre, quelques râles arrivant
par bouffées. Résonnance de la voie et de la toux.

En avant, percussion un peu douloureuse sous la clavicule, sans
modification de sonorité. Respiration un peu rude, soufflante,
mêlée de quelques râles.

Rien de particulier à l'auscultation du cœur.

.P. 112. R. 32. T. 38,4.

Julep. Sirop diacode. Oxyde blanc d'antimoine, 0,50.

Le 6 janvier, la malade a bien dormi. L'expectoration est plus
facile et la peau moite.

P. 100. R. 40. T. m. 38,8.

Le soir, fièvre intense, agitation, anxiété, dyspnée. Figure légèrement cyanosée. Crachats spumeux, épais, sucre d'orge, peu abondants.

Matité des fosses sus et sous-épineuses. Le souffle a disparu, et
est remplacé par des râles crépitants très-humides, gros, assez
serrés, arrivant par bouffées. Dans le reste du poumon, quelques
râles disséminés; cependant, un peu au-dessus de la base, dans une

étendue de 4 à 5 centimètres, ces râles sont très-serrés, et arrivent chaque fois que l'on fait tousser la malade.

En avant, percussion toujours très-douloureuse sous la clavicule gauche; submatité. Râles crépitants, humides, entendus profondément.

P. 108. R. 44. T. s. 39,8.

Le 7 janvier. L'état de la veille a disparu. Plus d'agitation ni de dyspnée, ni de fièvre.

Mêmes signes à l'auscultation.

P. 76. R. 40. T. m. 37.

Julep. Diacode. Oxyde blanc d'antimoine. Vin.

Le soir, l'amélioration se confirme.

P. 80. R. 32. T. s. 37,8.

Le 8 janvier, un peu d'abattement. Respiration embarrassée. Toux persistante, crachats spumeux; quelques-uns sont épais et un peu verdâtres.

Gros râles de bronchite disséminés.

P. 64. R. 32. T. m. 37,4.

Ipéca, 1,50 en trois paquets.

Le soir, à la suite des efforts de vomissement, un peu de fatigue. Toux rare. Pas de fièvre.

Les râles ont presque complètement disparu.

P. 64. R. 24. T. s. 37°.

La malade sort le 19 janvier.

Obs. V (personnelle). — Pneumonie du sommet droit. — Guérison.

Gernigon (Charles), 51 ans, peintre, entré le 5 octobre salle Saint-Jean, n° 7. (Service de M. Chauffard.)

Jouit d'une bonne santé habituelle. Nous ne relevons d'autre antécédent qu'une attaque de colique de plomb.

A été pris subitement il y a deux jours d'un frisson violent qui a duré trois heures, de point de côté au-dessous du mamelon droit et de dyspnée. Il ne tousse que depuis hier et ne crache pas.

Actuellement, il se présente avec un facies assez calme; il n'y a pas d'ictère. Céphalalgie. Insomnie. Le point de côté persiste.

Saint-Ange.   6

La toux est parfois quinteuse et comme arrêtée. Quelques crachats muqueux, aérés, visqueux. Dyspnée modérée.

Pas d'appétit. Constipation. Langue blanche.

En arrière, submatité légère à la percussion dans la fosse sus-épineuse. Souffle faible, un peu profond, plus marqué vers l'angle de l'omoplate et occupant la moitié inférieure de la fosse sous-épineuse, plus marqué à l'inspiration. La toux ne fait pas apparaître de râles. Rien de particulier en avant.

T. m. 39,1.

T. s. 38,5, P. 88. R. 32.

Le 6 octobre, rien de particulier. L'état du malade est très-satisfaisant.

T. m. 39.

- 8 ventouses scarifiées. Ipéca 3 gr.

T. s. 38,9.

Le 7. Le soufflee st très-faible ; il n'y a plus'que de la respiration soufflante dans la fosse sous-épineuse ; souffle léger dans la fosse sus-épineuse. Quelques râles sous-crépitants très-disséminés.

Vésicatoire.

Le soir, état général meilleur. Crachats peu abondants, visqueux, jaunâtres. Le malade se plaint surtout d'une céphalalgie persistante et très-accusée. Pas de dyspnée. Toux presque nulle.

P. 88. R. 32. T. s. 38.

Le 8. Pas de modifications.

T. m. 38,2. T. s. 38.

Le 9. Le souffle persiste dans la fosse sus-épineuse. Râles plus nombreux. Quelques frottements.

T. m. 39,2. T. s. 38, 6.

Le 10. Le souffle est très-affaibli. Râles sous-crépitants très-nombreux, surtout lorsqu'on fait tousser le malade.

Obs. VI (communiquée par M. Carrié). — Pneumonie du sommet droit. — Guérison.

Mathieu (Alexis), 42 ans, journalier, entré le 22 février 1876 salle Saint-Louis, n° 16. (Service de M. Laboulbène.)

Pas de maladies antérieures, sauf une fièvre typhoïde.

A été pris il y a cinq jours de point de côté et d'un frisson violent qui a duré toute la nuit; en même temps toux fréquente et pénible.

Faciès légèrement ictérique. Céphalalgie frontale, moins vive qu'au début, commence à diminuer. Point de côté encore assez accusé. Toux peu fréquente. Deux ou trois crachats jaunes, très-épais, adhérents.

Anorexie. Langue blanche, saburrale. Vomissements bilieux. Constipation.

En arrière, à droite, matité de la fosse sus et sous-épineuse se prolongeant vers l'aisselle. Augmentation des vibrations thoraciques. Souffle tubaire, surtout dans la fosse sous-épineuse. Sous l'aisselle, dans les fortes inspirations, quelques râles crépitants secs. Pas de résonnance de la voix.

P. 100. T. s. 39,2.

Le 23. Mêmes signes stéthoscopiques.

P. 100. T. m. 39,2.

Julep diacodé. Bouillons. Potages.

Le soir, pas de toux. Crachats sucre d'orge peu abondants.

En arrière, râles crépitants de retour.

P. 100. T. s. 39,4.

Le 24. Râles de plus en plus nombreux dans les fosses sus et sous-épineuses.

P. 72. T. 37.

Le soir, P. 72. T. 37,8.

Le 25. Pas de fièvre, disparition progressive des signes physiques.

Obs. VII (communiquée par notre collègue M. Poulin, résumée). — Pneumonie bilieuse du sommet droit. — Guérison.

Poinsot (Jean), 53 ans, forgeron, entré le 9 février 1878, salle saint Louis, n° 27. (Service de M. Blachez.)

Bonne santé antérieure.

Frisson intense le 4, à 10 heures du soir.

Aujourd'hui, 9 février, teinte ictérique assez prononcée. Crachats sucre d'orge extrêmement visqueux et adhérents. Point de côté intense au-dessus du mamelon droit.

Souffle dans les fosses sus et sous-épineuses, avec maximum au sommet de l'aisselle.

T. m. 39,2.

T. s. 39,4.

Potion kermès et digitale.

Le 10. Prostration assez grande. Teinte ictérique nettement prononcée. Crachats colorés par la bile. Enduit verdâtre de la langue.

T. m. 38,8.

Le 11. Râles crépitants de retour.

T. m. 38,2.

T. s. 38,6.

Le 12. Défervescence bénigne. Chute de la température à 36,4.

Obs. VIII (personnelle). — Pneumonie adynamique du sommet droit. — Résolution lente. — Guérison.

Bonnet (Jean), 30 ans, journalier, entré le 23 janvier, salle Saint-Jean, n° 17. (Service de M. Chauffard).

Ce malade tousse et est un peu souffrant depuis deux mois. Il est exposé aux vapeurs d'acide sulfureux dans une fabrique d'eau de Javelle. Pas d'antécédents tuberculeux.

Il y a dix jours, il a éprouvé deux ou trois frissons violents bientôt suivis d'une toux violente avec crachats mousseux, quelquefois rosés, d'une douleur vive au-dessous du mamelon droit, d'une dyspnée très-forte, et d'un état de malaise et d'abattement. Il reste pendant dix jours chez lui sans traitement.

Actuellement, faciès dyspnéique très-accusé : amaigrissement excessif, teint noirâtre et terne. Affaissement considérable. Céphalalgie.

Accélération très-grande des mouvements respiratoires qui sont en même temps incomplets. Toux fréquente, parfois quinteuse. Expectoration couleur d'abricots caractéristique.

Langue sèche, fuligineuse, anorexie, vomissements. Un peu de diarrhée.

Pouls fréquent et petit. Peau chaude ; sueurs.

En arrière, à droite, matité dans les fosses sus et sous-épineuses. Souffle tubaire et bronchophonie. Râles sous-crépitants très-nombreux et fins au voisinage du souffle. Ce souffle s'étend jusque dans l'aisselle qu'il contourne pour atteindre la partie antérieure où il est très-fort.

Râles sibilants et sous-crépitants dans les deux poumons en avant et en arrière.

Pouls 85. T. s. 40°.

Le 24. Même état.

T. m. 39,5.

Deux vésicatoires en avant et en arrière du côté droit. Deux potions alcooliques.

T. s., 39,5.

Le 25. Langue toujours très-sèche : affaissement très-grand. Dyspnée vive. Expectoration moins caractéristique.

T. m. 38°. Pouls 80.

T. s. 37°.

Le 26. Etat général meilleur, crachats puriformes, oppression moindre. Le souffle est moins intense et plus limité : au pourtour les râles sont plus gros et très-nombreux.

T. s. 38°.

Le 27. L'amélioration continue. Le facies est toujours dyspnéique ; mais l'abattement est moindre. Respiration toujours fréquente et superficielle. Expectoration facile, sans caractères particuliers. Langue moins sèche, sans fuliginosités : l'appétit revient. Sueurs toujours abondantes.

Le souffle est beaucoup moins intense en avant. Les râles sont beaucoup moins nombreux dans les deux poumons.

T. m. 37,5.

T. s., 38°.

Le 28. Le souffle est encore perceptible en haut et en arrière : il y a simplement de la respiration soufflante en avant ; les râles sont devenus très-rares.

T. 37,5.

Le 29. Le souffle n'est plus perçu qu'à l'expiration dans le tiers supérieur du poumon. Il est plus net dans la fosse sus-épineuse, il n'existe plus en avant.

La langue est humide. L'expectoration est plutôt muqueuse que purulente.

T. 37°.

1ᵉʳ février. Disparition de tout signe anormal, sauf quelques râles. L'appétit est complètement revenu et le malade entre en pleine convalescence.

Le 7. Il persiste encore une certaine obscurité du murmure vésiculaire au sommet droit.

Le 18. Le malade part pour Vincennes complètement guéri.

Obs. IX. — (communiquée par notre collègue H. Leroux). — Pneumonie du sommet droit chez un alcoolique. — Résolution lente. — Eschare.

Vedé (Louis), 41 ans, forgeron, entré le 4 janvier 1878, salle Saint-Ferdinand, n° 30. (Service de M. Delpech.)

Jouit d'une bonne santé habituelle. Se livre à des excès alcooliques. Le 25 décembre, à la suite d'un refroidissement, il est pris de frisson, d'un point de côté sous le mamelon droit, d'oppression, et de quintes de toux avec expectoration épaisse, visqueuse, sanguinolente. Cependant il continue de travailler jusqu'au 28. La douleur le force alors à prendre le lit qu'il garde jusqu'à son entrée.

Il a la figure rouge, surtout au niveau des pommettes. Son intelligence est peu lucide : il a un peu d'agitation, sans délire; il est dans un état de prostration assez accusé. Légère douleur sous le mamelon droit. Respiration un peu pénible. Toux légère, assez facile. Crachats rares, visqueux, adhérents, couleur mirabelle, quelques crachats aérés de bronchite.

Langue blanchâtre, sèche, amère. L'appétit est un peu conservé. Constipation.

Peau sèche. Urines un peu rouges, sans albumine.

En arrière, à droite, diminution de l'élasticité et de la sonorité dans les fosses sus et sous-épineuses. Léger souffle tubaire dans la fosse sus-épineuse et au niveau de l'épine de l'omoplate. Râles sous-crépitants dans la fosse sous-épineuse et dans l'aisselle.

En avant, diminution de sonorité et d'élasticité au-dessous de la clavicule. Léger souffle et râles sous-crépitants.

P. 100. T. s. 40°.

Le 5 janvier. La langue est sèche et fuligineuse.

T. m. 39,5.

Vésicatoire à droite. Julep eau-de-vie 30 gr. Purgatif.

Le soir, crachats fluides, ont perdu leur caractère. Peau moins chaude, pouls plus fort. Le malade se sent mieux.

Mêmes signes stéthoscopiques.

P. 92. T. s. 39,6.

Le 6. T. m. 39,8.

T. s., 40,1.

Le 7. Sueurs abondantes. Pouls plus fort, ralenti. Langue sèche tremblante. Le subdélirium persiste. Toux moindre. Crachats peu fréquents.

En avant, le souffle est couvert par de gros râles humides. En arrière, le souffle tubaire est moins fort : râles sous-crépitants fins dans la fosse sus-épineuse ; gros râles sous-crépitants dans la fosse sous-épineuse.

T. m. 38,6.

T. s. 40,4.

Le 8. Même état : le malade demande à manger.

T. m. 38,4.

T. s. 39,4.

Le 9. Le mieux continue. Rougeur des pommettes moindre. Légère eschare sur une partie de la surface dénudée par le vésicatoire.

Le souffle tubaire persiste à l'épine de l'omoplate.

T. m. 38°.

T. s. 39°.

Le 10. Même état : crachats purulents, épais.

T. m. 38,2.

T. s. 38,6.

Le 14. Le souffle a disparu. Convalescence franche.

T. m. 37°.

Obs. X (personnelle). — Pneumonie adynamique du sommet droit chez un tuberculeux — Résolution lente.

Tito-Tonni (Gustave), 22 ans, tapissier, entré le 22 mai 1878. Salle Saint-Jean, n. 10 (service de M. Chauffard).

Ce malade n'accuse pas de maladies antérieures ; il a de temps en temps de légères bronchites ; excès de travail depuis un mois.

Ses parents sont vivants ; le père est délicat. Il a trois frères et une sœur qui jouissent d'une bonne santé.

Il est malade depuis quatre ou cinq jours et les accidents dont il se plaint ne paraissent pas avoir débuté brusquement.

Actuellement il se présente avec un aspect typhoïde très-accusé; il paraît très-accablé; ses réponses sont lentes et pénibles; céphalalgie, douleur de reins, insomnie, étourdissements, vertiges.

Toux modérée ; quelques crachats visqueux, blancs, sans caractères, pas de dyspnée.

Langue rouge à la pointe et sur les bords, sèche et blanche au centre. Pas de diarrhée. Quelques douleurs de ventre, surtout à droite. Pas de météorisme, de gargouillements, ni de taches.

Pouls fort et fréquent ; peau chaude ; sueurs.

En arrière, à droite, matité dans les fosses sus et sous-épineuses ; souffle très-fort à timbre un peu caverneux; râles sous-crépitants très-humides, quelques-uns assez gros; frottements pleuraux; bronchophonie.

A gauche, submatité : souffle assez léger et très-limité dans la fosse sus-épineuse.

En avant des deux côtés, pas de signes particuliers.

Le cœur n'offre rien à noter.

T. m. 37,6.

T. s. 37,8.

Le 23. Même état.

T. m. 38,5.

Tartre stibié, 0,05. Potion sp. morphine ; vésicatoire.

T. s. 39°.

Le 24. Etat général bien meilleur ; la nuit a toutefois été un peu agitée ; abattement moindre ; dyspnée moins marquée.

Souffle moins fort; râles sous-crépitants nombreux.

T. m. 37,5.

T. s. 38,5.

Le 25, T. m. 38,6.

T. s. 38°.

Le 26. T. m. 38,7.

Le 27. Le souffle persiste encore au sommet droit.

T. m. 37,8.

T. s. 37°.

On supprime le tartre stibié ; potion morphinée.

Huile de ricin, 30 gr. Badigeonnage de teinture d'iode.

Le 28. Recrudescence de la fièvre. Pas de modifications des signes physiques. Il n'existe plus toutefois de râles sous-crépitants,

T. m. 38,8.

T. s. 38,4.

Le 29. T. 38,4.

Le 30. T. 38°.

Le 31. T. 38,5.

Le 1er juin, le malade se trouve mieux, la fièvre tombe, mais on perçoit toujours un souffle rude au sommet.

L'état général s'améliore peu à peu, le malade mange et se lève. L'amaigrissement disparaît.

Le malade sort le 25 juin. Les signes physiques ne se sont pas modifiés.

Obs. XI (personnelle). — Pneumonie du sommet droit latente pendant
sept jours.

Mavé (Paul), 19 ans, journalier, entré le 14 octobre 1878.

Salle Saint-Jean, n. 18, service de M. Chauffard.

Bonne santé habituelle ; pas d'antécédents tuberculeux dans sa famille ; pas d'habitudes alcooliques ; bonne constitution.

Ce malade qui est assez abattu et dont l'intelligence paraît obtuse nous dit qu'il y a cinq jours il a été pris de frissons, de point de côté à droite, de dyspnée et de toux pénible et quinteuse. Il a rendu quelques crachats sans caractère particulier.

Le 15. Nous le trouvons avec un facies dyspnéique assez accusé ; rougeur des pommettes ; langue blanche, fébrile. Nous trouvons dans son crachoir quelques crachats rouillés, pâles, très-visqueux. Le point de côté est toujours très-violent, la toux très-douloureuse.

A l'auscultation, nous ne trouvons que quelques râles de bronchite disséminés ; nulle part de souffle ou de râles crépitants.

T. m. 40,5.

T. s. 39. P. 120. R. 48.

Le 16. Même état ; nuit tranquille. On découvre quelques râles crépitants vers le sommet de l'aisselle.

T. m. P. 115. R. 36.

Vésicatoire au sommet de l'aisselle ; potion morphinée kermès, 0,50.

T. s. 37. P. 124. R. 44.

Le 17. Le malade a eu un peu de délire dans la nuit. Il est toujours abattu et assez indifférent à ce qui l'entoure. Absence d'expectoration. Point de côté moins douloureux. La toux et la dyspnée sont peu modifiées. Un peu de diarrhée.

On constate cette fois de la matité dans le creux sous-claviculaire et dans les fosses sus et sous-épineuses. Souffle assez doux aux deux temps dans la fosse sus-épineuse et la moitié supérieure de la fosse sous-épineuse. Râles crépitants dans la moitié inférieure de cette fosse ; râles crépitants toujours nombreux vers l'aisselle.

T. m. 39,1. P. 120. R. 36.

Le soir, du souffle est entendu dans le creux sous-claviculaire et dans l'aisselle. Pas de voussure.

T. s. 39,5. P. 128. R. 40.

Potion alcool., 40 gr. ; pot. acétat. amm., 10 gr.

Le 18. Légère amélioration ; il y a eu encore du délire la nuit précédente, mais la dyspnée est moindre ; la toux plus facile, moins sèche ; quelques crachats rouillés ; signes physiques persistants.

T. m· 38,2. P. 120. R. 40.

Deuxième vésicatoire en arrière.

T. s. 39,5. P. 120. R. 40.

Le 19. L'amélioration continue ; le malade se réveille un peu. Le souffle est limité en arrière à la fosse sus-épineuse et on entend au-dessous des râles crépitants de retour. En avant, il est moins rude et on retrouve encore des râles crépitants.

T. m. 37,9. P. 106. R. 36.

T. s. 39,3. P. 112. R. 44.

Le 20. Le souffle a presque disparu en arrière ; il est très-affaibli en avant ; les râles crépitants sont de plus en plus gros et de plus en plus nombreux ; crachats de bronchite.

T. m. 37,8.

T. s. 38,4.

Le 21. La défervescence ne s'est pas encore opérée, mais elle ne peut se faire attendre longtemps. Elle s'est produite le 23.

Obs. XII (personnelle). — Anthracosis. — Pneumonie interstitielle chronique du côté droit. — Foyers gangréneux dans le sommet du poumon. — Pleurésie purulente. — Mort.

Chanson (Jean), journalier, entré le 15 août 1878.
Salle Saint-Jean, n. 16 (service de M. Chauffard).
Pas de maladies antérieures, sauf rougeole dans sa jeunesse. A habituellement la respiration un peu difficile.

Les renseignements que nous donne ce malade sont vagues et parfois contradictoires ; il semble toutefois résulter de ses réponses que depuis quatre mois et demi il éprouve des douleurs thoraciques ; il tousse, rend des crachats muco-purulents, jamais sanguinolents, et respire très-difficilement ; un œdème des membres inférieurs s'est montré au début des accidents et a persisté depuis.

Depuis trois semaines, son état s'est aggravé ; l'expectoration est devenue fétide ; il a maigri beaucoup ; son teint est devenu jaunâtre, cachectique. Son facies exprime la souffrance et l'abattement.

A droite, en arrière, matité dans la moitié supérieure du poumon droit ; submatité dans la moitié inférieure. A gauche, la sonorité est plutôt augmentée. En avant, des deux côtés, tympanisme assez accusé ; vibrations thoraciques augmentées en haut et à droite et diminuées en bas (elles sont d'ailleurs assez faibles des deux côtés).

A l'auscultation, souffle très-fort tubo-caverneux aux deux temps de la respiration. Plus bas, bruit spécial, comme amphorique, avec persistance de la respiration.

Le cœur n'offre rien de particulier.

Les crachats que rend le malade sont noirâtres ou plutôt grisâtres et nagent dans une grande quantité de liquide ; ils sont extrêmement fétides et leur odeur rappelle absolument celle que l'on constate dans la gangrène pulmonaire.

Il n'existe ni sucre ni albumine dans les urines.

Vin de quinquina ; vésicatoire ; potion teinture eucalyptus, 8 gr. ; potion extrait de quinquina, 4 gr.

Du 15 au 23 août, les signes physiques subirent peu de modifications ; l'état du malade s'aggrava encore ; l'abattement devint profond ; le dégoût pour les aliments devint de plus en plus complet. La température toujours supérieure à la pointe n'atteignit jamais de chiffres très-élevés et oscilla entre 38° le matin et 39° le soir.

Le 23. De gros râles sous-crépitants remplacèrent le souffle et indiquèrent un travail de ramollissement et de destruction. L'affaissement du malade atteignit ses dernières limites et il succomba presque subitement le 25 août.

Autopsie le 27 août. — Pleurésie purulente du côté droit ; la plèvre est extrêmement épaissie, comme cartilagineuse dans toute son étendue ; par places, l'épaississement est plus considérable et elle semble formée de plusieurs feuillets. Liquide purulent épais, médiocrement abondant. Le kyste pleural occupe les trois quarts inférieurs de la cavité de la plèvre.

Le poumon est ratatiné, très-dur, surtout au sommet et extrêmement adhérent, si bien que l'on éprouve de grandes difficultés pour le détacher. Il est infiltré de matière noire qui en masque la structure, de telle sorte que l'on dirait un bloc de charbon. A la coupe, on trouve dans le sommet trois excavations du volume d'une noix remplies de tissu pulmonaire gangréné et réduit en une bouillie noirâtre ; les parois sont irrégulières, déchiquetées et présentent des lambeaux de tissu flottant sous l'eau. Un de ces foyers situé vers le bord postérieur correspond à un épaississement plus considérable de la plèvre à laquelle il est immédiatement sous-jacent.

Le poumon gauche n'offre d'autre lésion qu'une infiltration de pigment très-marquée, mais beaucoup moindre cependant que dans le poumon droit. De plus, sa consistance est peu augmentée et ne diffère guère de la consistance normale.

Les autres organes : foie, reins, cœur, ne présentent rien de particulier.

INDEX BIBLIOGRAPHIQUE.

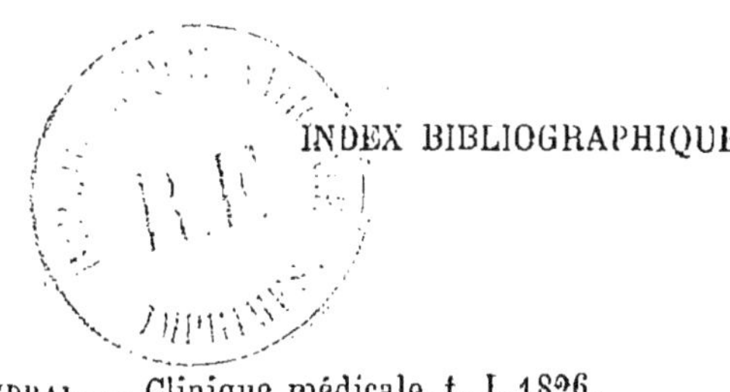

Andral. — Clinique médicale, t. I, 1826.

Laennec. — Traité de l'auscultation médicale, 1829.

Bouillaud. — Clinique médicale, 1837. — Nosographie médicale, t. II, 1846.

Stokes. — Diseases of the chest. Dublin, 1837.

Louis. — Recherches sur les effets de la saignée, 1835. — Recherches anatomo-patholog. sur la phthisie, 1825.

Valleix. — Clinique des enfants nouveau-nés, 1838.

Briquet. — Archives générales de médecine, t. IX, 1840.

Chomel. — Clinique médicale, 1841. — Pathologie générale, 1817.

Grisolle. — Traité pratique de la pneumonie, 1841, 2º édition, 1864.

Rilliet et Barthez. — Traité des maladies de l'enfance, 1843.

Barthez. — Mémoire sur l'expectation dans la pneumonie des enfants. Bulletin de l'Académie de médecine, t. XXVII.

Hourmann et Dechambre. — Archives générales de médecine, t. X et XII.

Hardy et Béhier. — Traité de pathologie interne, t. II, 1850.

Durand-Fardel. — Traité pratique des maladies des vieillards, 1853.

Charcot. — Des pneumonies chroniques. Thèse de concours. Paris, 1860.

Béhier. — Clinique médicale de la Pitié, 1864.

Trousseau. — Clinique médicale de l'Hôtel-Dieu, t. I.

Monneret. — Traité de pathologie interne, t. I, 1864.

Barth et Roger. — Traité pratique d'auscultation.

Lancereaux. — Dictionnaire encyclopédique, art. Alcoolisme.

Niemeyer. — Traité de pathologie interne.

Ziemssen. — Pleuritis und Pneumonie im Kindesalter. Berlin, 1862.

Moureton. — Etude sur la tuberculisation des vieillards. Thèse de Paris, 1863.

Verliac. — Remarques sur le diagnostic des épanchements pleurétiques, 1865.

Bergeron. — Sur la pneumonie des vieillards, 1866.

Damaschino. — Des différentes formes de la pneumonie chez les enfants, 1867.

Hérard et Cornil. — De la phthisie pulmonaire, 1867.

Hauregard. — Etude clinique sur les diverses variétés de pneumonie. Thèse de Paris, 1868.

Woillez. — Traité des maladies aiguës des voies respiratoires, 1873.

Surugue. — De la méningite compliquant la pneumonie. Thèse de Paris, 1875.

Peter. — Leçons de clinique médicale, 2º édition, t. I, 1877.

Mairet. — Des formes cliniques de la tuberculisation miliaire du poumon. Thèse de concours. Paris, 1878.

Paris. — A. PARENT, imprimeur de la Faculté de Médecine, rue M.-le-Prince, 29-31.

9 782013 678148